王石清医论医案集

主　编　王家骥　姚卫海

副主编　曲剑华　曲志成　曹　迎

编　者（按姓名汉语拼音排序）

陈欣洁　郭培元　郭　飒

李　屏　孟　昊　裴晓璐

徐光勋　徐向东　张红升

赵文嘉　赵　因　钟　巍

周爱国

北京大学医学出版社

WANGSHIQING YILUN YIAN JI

图书在版编目（CIP）数据

王石清医论医案集 / 王家骥，姚卫海主编 . —北京：
北京大学医学出版社，2019.6
ISBN 978-7-5659-1970-1

Ⅰ . ①王… Ⅱ . ①王… ②姚… Ⅲ . ①医案 – 汇编 –
中国 – 现代 ②医话 – 汇编 – 中国 – 现代 Ⅳ . ① R249.7

中国版本图书馆 CIP 数据核字（2019）第 050067 号

王石清医论医案集

主 编： 王家骥 姚卫海
出版发行： 北京大学医学出版社（电话：010-82802495）
地 址：（100191）北京市海淀区学院路 38 号 北京大学医学部院内
电 话： 发行部 010-82802230；图书邮购 010-82802495
网 址： http://www.pumpress.com.cn
E-mail： booksale@bjmu.edu.cn
印 刷： 中煤（北京）印务有限公司
经 销： 新华书店
责任编辑： 袁朝阳 **责任校对：** 靳新强 **责任印制：** 李 啸
开 本： 889 mm×1194 mm 1/32 **印张：** 7.25 **字数：** 166 千字
版 次： 2019 年 6 月第 1 版 2019 年 6 月第 1 次印刷
书 号： ISBN 978-7-5659-1970-1
定 价： 55.00 元

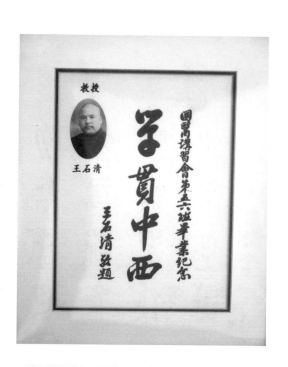

教授

王石清

筆貫中西

王石清　敬題

國醫講習會第五六班畢業紀念

北京市醫學講習會畢業學員錄

勿醫濟世
勿學輔仁
學識中外
不雅業群

幹青安汝楨敬題

敬業樂群

韓乃佑

序

民國廿八年秋予主講本市醫學講習會望年秋
第五六講習終了同學課引紀念冊而索序於余
　第四班
余以諸同學於中國醫學習深造自得之士而渙富於
歐西醫學於味入會研討其日者其以西醫科學方
法退而修醫國故則其所誠就當為一般人士所未
及料者若能以其所得對於現代醫學有所獻替
有所發明而使中國醫學得以列序於世界醫學
之前則其貢獻不愈偉乎其流澤不愈遠乎唯是
鑠而不舍金石始開積厚流光深耕乃穫此後之義
錫光大厥特繼續不斷之努力固非此區之時間
時間所能竟其業而此區之切磋之時間固已啟尋
目醫之堂大毅諸四鴻靈為紀念者相去何幾霄壤
義之堂大毅諸四鴻靈為紀念者相去何幾
是又烏可以不序　曼次第之蓋手趙萬毅 ［印］

辛巳九秋

溫故知新

趙萬毅 ［印］

敬業樂群

侯毓汶題

濟濟英士萃集
一堂學有根柢
更研新方中西
融會擷其精良
致用無匱吾道
斯昌

張菊人謹贈

序

王家骥主任，家学传承，是燕京医学名医代传的典型代表。

王家的医学始自王石清先生，今已三代。

王石清先生（1884—1945年），祖籍北京清河。早年在清河师范学校任教。后潜心岐黄，自学成才，以擅治疑难重症而名重京城。诊务之余，手不释卷，用朱笔圈点，遇有心得，辄记简端。常与当时医界耆宿萧龙友、汪逢春、瞿文楼、张菊人、赵树屏、安干清等共研医理，于午门朝房设"医学讲习会"，讲述《中风总论》，深受学员称誉。先生晚年因诊务繁忙，积劳成疾，但仍坚持应诊。是时北京沦陷，心绪忧伤。1945年日军投降，先生激动异常，大笑而逝。享年六十一岁。因王石清先生去世较早，传人凋零，故在今天，知者甚少。

石清先生的主要传人，有王少清（石清先生长子）和李鸿祥，王少清先生是家骥主任的父亲，新中国成立后就职于铁路医院门诊部，20世纪60年代因病去世，其主要传人就是王家骥主任。李鸿祥先生长期在北京大学第三医院中医科工作，是全国名老中医专家及导师，已于前数年去世，其传人有李月玺、王少杰两位医师。

2017年北京市中医管理局批准成立王家骥名医传承工作站。一年多以来，工作站积极整理王老临床经验，已发表论文两篇。同时认真梳理挖掘王氏医学传承谱系和学术特色。在工作站建设过程中，王家骥主任提供了王石清发表在《医药月刊》上的论文医话复印件，尤为珍贵的是王老还展示了珍藏多年的王石清医案手迹。这是王石清在1941 年 7 月 7 日至 1941 年 7 月 12 日诊治患者的实录，共168 则。先生习惯每诊患者，必复写留底，但多散佚，现仅存此。因年代久远，纸黄且脆，极易损坏，复因揭蓝字迹脱色，辨认非常困难，工作室经过一年的认真校对，现将这部分医案整理发表，这是对史料的抢救性保护，也为中医学者提供一个学习的蓝本。

这不仅是研究王石清医学思想的珍贵资料，也是研究燕京医学流派的一手史料。希望大家共同努力，把中医的传承发展工作继续下去。

屠志涛

2019 年 3 月 28 日

前　言

　　王石清（1884—1945年），北京清河人。早年为教师，后自学中医，《灵枢》《素问》以下，无所弗窥。因能识"怪"证，敢治重症，屡起沉疴，很快享誉乡里，名动京师。在医名成就之后，弃教职，举家迁入京城，赁诊所于地安门外大街，离后门桥不远的马路西面（旧址今尚存）。从现存老照片上可见，二层小楼临街的外墙上挂满了匾，有"第十一人""仁心良术""独得真经""名齐仲景""圣手佛心""德殊道重""保我赤子"等20余块，可见一时之盛。据其四子王大昌老人回忆，"小楼的旁边是汽车库，诊所的门口有数级台阶，进门右面是挂号处，进入诊所经过的门道墙上亦挂有匾。进去是个院子，西面的三间房屋是候诊室，室内墙上也挂满各式匾文，东面的一层楼下是诊室，室内靠窗处有一排桌子，是两个记录人的坐席，中间摆一个桌子，椅子分摆在两边，父亲与患者各自坐在桌子两侧。父亲望闻问切，口述病因、诊断和处方，记录人员写好，一式两份，父亲检方后，一份交患者，一份存档。每天上午能有数十人就诊，而且多是危重患者。下午2点后要出诊，患者需预约。父亲每天要走好几家，虽有汽车代步，也要忙到很晚才能结束。"当时，北京城门晨启夜闭，城门既闭，如无官员同意，绝不私开。唯石清先生，但报"王先生出诊"，城门便予开启，不稍留难。至20世纪70年代，德胜门一带，尚有父老津津谈此事，足见其影响力。

先生家住清河，教书在回龙观，发奋学医后，每天从清河到回龙观往返途中都在背诵医书，他说这样既可以锻炼身体，又可以增强记忆。先生坚持数年，终于考下了中医执照。即使在成名之后，不管忙到多晚，仍然坚持读书。先生不仅严于律己，课子亦甚严。王大瑶（号少清）是石清先生长子，大瑶上小学时，石清先生特聘前清进士为他教授古文。古文基础打牢后，先生便教他学医。据家人回忆，"我大哥（大瑶）学习中医，每天要读书到晚上 11 点以后方可睡觉。为了第二天早起，睡觉前，在父亲诊所的护窗板的孔上穿一根绳，一端拴在大哥的手腕上，另一端留在窗板外，每日早晨 4 点之前，由清河街的更夫（外号叫皮猴），把我大哥拽醒，开始背诵医书。中华人民共和国成立后，大哥给年轻医生授课时从来不用讲稿，而且能随口准确引用古籍原文，就是当时练就的童子功。"

先生也积极参与中医教育，培养新人，曾在汪逢春先生创办的"国医药讲习班"担任教授，主讲"中风总论"。汪逢春弟子谢子衡先生在《同砚集医话》中回忆：讲习班"虽是短期培训性质，但汇集同道，多数是有真才实学的前辈，……当时讲习课时的安排定为一年，拟分两学期。每周学习 3 次，每次 2 小时"。从本次收集到的第五、六期学员通讯录上看，授课者皆一时名彦，不少学员后来也成为中医大家，如赵炳南、宗维新、王为兰、关幼波、王乐亭、姚五达、杜家模等。

石清先生医术高超，医德亦十分高尚。当时京内很多知名人士都曾问诊于先生，如宋哲元、萧振瀛、齐白石等。但先生一直坚持每周半天义诊，为穷人看病，无钱买药者，可免费到后门桥药铺抓药。先生为出诊方便，曾购汽车一辆，在抗日战争时期，有日本人登门求医，先生每以"出诊""不在家"为由拒绝。久之，日本人便断绝了先生的汽油供应，冀以压服先生。先生不以为意，笑道："不给汽油，我也一样出诊。"遂辞司机，卖汽车，每日出诊不误。终不为日本人诊。

石清先生医术经验的总结与讨论，目前有李鸿祥"王石清先生的学术思想和临床经验"（《北京中医》1985第2期），李鸿祥"王石清先生话石膏"（《燕山医话》陈彤云主编），王大翔"一代名医王石清"（卫生部《中国名人志》）和徐江雁"治学以专，治医以精，用药审慎—记内科名医王石清"（《北京中医》2006年8月第25卷第8期）等为数不多几篇。其中以李鸿祥一文最为详尽，已附书后，兹不赘述。李鸿祥是石清先生嫡传弟子，其学医经历也是当年中医师徒传承的典型故事。据王大昌老人回忆：在李（鸿祥）15岁时，出现咳嗽气短，午后身热，自汗盗汗。先请某名医诊治，而不见效。再延石清先生，按脉诊为"肺痨"。有人说："只凭三个手指头，就能诊断肺痨？不可信！应该去医院透视确诊。"家属亦将信将疑，到医院透视检查，结果的确是肺痨（肺结核）。遂服用石清先生开的月华丸加减方，很快见效。中间李鸿祥因急于上学而复发，还是石清先生出手救治，终获痊愈。从此，李鸿祥便拜在石清先生门下学习中医，终成名家。1990年经国家人事部、卫生部、国家中医药管理局批准，李鸿祥确定为全国名老中医专家及导师。

石清先生日常医案皆有存档，日积月累，当以万计，但迭经变故，遗失损坏殆尽。现存除曾发表在《医药月刊》的6则，就是李鸿祥老师文中记录的11则。本次整理的手抄医案一册，是在北京中医药"薪火传承3＋3工程"建设中，由石清先生传承人王家骥老师提供，是 1941 年 7 月 7 日至 1941 年 7 月 12 日 6 天的医案。虽因年深日久，笔迹模糊，但确是 70 余年前的真品旧物，对研究中华人民共和国成立前的医学史都是一手材料，十分珍贵。

1941 年抗日战争进入僵持期。沦陷区人民生活水深火热，疫病猖獗，当时严禁瘟疫患者就医，一经发现，或焚化，或用白石灰掩埋。据石清先生家属和李鸿祥回忆：先生此时不顾个人安危，往赴救治，并自制"时疫丹"免费急用。这次新刊行的手写病案共 168 则（由于年代久远，部分病案内容较难辨认，其中无法完全辨认者 3 则）。其中诊治男性 66 人次，女性 99 人次，儿童 44 人次。初诊 119 人次，复诊 46 人次，主要病种有肝郁气滞、忤胃克脾者 32 例，肺热伤风 27 例，结核病 19 例，中暑 17 例，腹泻 14 例，痢疾 11 例，其余杂病 48 例。这些病案是这个时期石清先生门诊情况的真实记录，也从一个侧面反映了沦陷时期北平人精神苦闷、疾病流行的生活状态，时代特征和季节特点都非常明显。这些虽只是先生一生医学经验的极少部分，但仍能看出他的学术渊源和用药规律。

石清先生博闻强识，聪明颖悟，自学成才，虽无师门传承，但也少了门户之见。从发表的医案可以读出一个医生的成长经历，每一则医案都是他迈上新台阶的实纪。治乡人"哑巴痧"，是他弃教行医的转折点，这里我们看到的是一个初出茅庐的医生，有点幸运，有些莽撞，但充满了"知人所不知，见人所未见，治人所不能治"的自豪。无疑，这个患者给了他行医的自信，也是他平生第一得意之事。第二个病案是治疗萧君之女的"喉痧"，这时石清先生已经是个有经验的医生，可熟练运用中医理论分析解读病情，初步形成自己的治疗理念，敢于对流行的学术观点提出不同看法。这是他从城外转入城内开业的重要契机,是他的又一个转折。到"时有一患者,年五十余,初患感冒而误用元参、生地滋腻之品,……烦躁不安,欲有昏愦之象,诊其脉浮而数,望其舌边白而中心黑,遂书蓖麻子二钱(去皮捣研),用沸水淬一茶杯,再用小红莱菔缨蘸之搓前后心。至夕,全身出疹,前后心出黑斑。师曰:此为疫疹也。因误投滋腻,养阴过早,致表不解而郁热在里不能透达,故发斑疹。并拟清解之剂。……服一剂后,表已解,疹已透,再遵前方去薄荷加元参三钱、生地三钱,以养阴清热善后而愈。"(见李鸿祥老师文)能预判病情,因地制宜,内外兼治,步伍分明,已臻挥洒自然的大医境界。

从实践中发现问题、探寻解决、积累经验、总结提升的过程,是临床医学发展进步的轨迹。先生医业精进,与他勤于思考,善于总结的严谨学风紧密相关。在治疗萧君之女的"喉痧"成功后,他很快写出《喉痧论治》一文,综述"喉痧"(猩红热)的古今文献、临床表现、诊治大法,并总结自身经验,指出"喉痧"(猩红热)与"白喉"治疗的差异。他提出自己的见解,从而改变了同道们的治疗方案。这样的治学之道值得我们借鉴。

纵观先生现存所有医案,他在救治危急重症时多用仲景经方,如四逆汤加减、麻杏石甘汤、桂枝加龙骨牡蛎汤等,但他并不囿于经方、时方之见,辨证论治,合证则用不合则去之,医案中既有治疗肝胃不和的旋覆代赭汤、半夏厚朴汤、小柴胡汤,也有治疗肺热伤风的桑菊饮,治疗中暑的香薷饮,以及逍遥散、普济消毒饮、月华丸、斗门秘法等后世方。

"学贯中西"是石清先生存世不多的题字照片之一,表明他赞同"中西汇通""衷中参西"的学术主张。他在《喉疬论治》中提到："疬病之兼喉病者，中医谓之为喉疬，西医称之为猩红热。其传染力最强，……喉疬之传染，中医谓由于气候，西医谓由于病菌，其说不同，其实则一。"以上内容发表于《医药月刊》创刊号"痞积（即黑热病）治验"一案中的论"癖块窠囊，盘踞左胁，左胁为脾脏外廓，脾为统血之脏，今为疟菌侵袭脾脏，将体内之废物，（如湿痰死血等）尽量吸收至脾脏脂膜内，……以鳖甲咸寒软坚，使肝管血瘀成硬者，化而为柔，以当归白芍养肝，牡蛎为鳖甲之助，以缓和肝脏急迫之苦，柴胡蜀漆杀疟菌甚烈，借以杀同一性类之黑热原虫，颇奏奇功。"这都属于典型的中西结合医论。从这两个例子可以看出，先生不是一个固步自封的中医学者。

《王石清医论医案集》的整理出版，是北京市中医管理局"王家骥名老中医工作室"建设的工作内容之一。不论对王石清学术思想，对王氏三代医学的传承研究，还是对燕京医学发展脉络的梳理都有重要意义。在此感谢北京市中医管理局，感谢工作室团队，感谢北京大学医学出版社，正是大家的大力支持、辛勤努力，本书方得以顺利出版。由于时间仓促，加之笔者水平有限，舛错难免，望读者谅解。

王家骥　姚卫海

2018 年 12 月 9 日

目　录

上篇　医论

喉痧论治

喉痧之病因

　　痧病之兼喉病者，中医谓之为喉痧，西医称之为猩红热。其传染力最强，每值冬暖春冷之岁，多发此病。所谓"非其时而有其气"，酿成疫疠之邪，邪自口鼻吸入于肺胃，咽喉为肺胃之门户，暴寒束于外，疫毒郁于内，蒸腾肺胃两经，厥少之火，乘势上亢，发为喉痧。喉痧之传染，中医谓由于气候，西医谓由于病菌，其说不同，其实则一。盖菌无相当之气候则不繁殖，试举一例以证之，日常所食之馒首，必须将面用水和成，令其发酵，然后蒸之，推其发酵之理，即细菌繁殖之结果。按菌有害菌，有益菌。疫疠之菌，乃害菌也；发面之菌，乃益菌也。假使和成之面不得相当气候，必不发酵；疫疠亦复如是。我国医士所论疫疠、伏邪、蕴毒，必挟暴感六淫之邪始能发病，不唯喉痧，推之温病、瘟疫、天花、水痘、麻疹、风疹、温病发痧，无不若是。

喉痧之症状

　　喉痧初起憎寒，发热，咽喉肿痛，继而发痧，始自锁骨下部及颈部，不终日而蔓延于面庞头部，痧粒隐隐，遍身通红，而环口鼻梁依然苍白，耳纹起胀，或初起先呕吐，继而咽痛，肤红，指冷，至二三日壮热，口渴，咽部肿烂，气促。唯此病初起呕吐，指冷，最要细审周身，肤表红与不红，两头有无隐点，耳纹是否起胀。此喉痧症状之大要也。

喉痧之治法

喉痧之治法，西医主先隔离，视为最烈性之传染病。中医□□□求痧透喉症自愈，与治白喉迥然不同，喉痧虽因□□□其□□□透表，白喉则不然，养阴清肺尚恐不能救焚，岂可发表以竭其阴……余治此病，常用麻杏石甘汤见症加减，效若桴鼓，在痧未透之际，最忌……腻，一经误服，轻则关节发肿，甚至溃脓，重则邪遏内陷，神昏溃泻厥逆……呆用辛温表散太过，则火炽伤津，必见颐项红肿、咽喉肿烂、齿枯、谵语痉抽等象，不可救药矣。如不经误治，而见壮热、口渴、烦躁、咽喉肿痛腐烂，舌色红绛苔黄，甚则神昏谵语，此疫邪化火渐入营分，当生津清热解毒佐以疏透，就犀角地黄汤加减主之。昔贤曹心怡先生云：“喉痧发表不难，清里为难；清里不难，清里适如其分最难。”近贤丁甘仁先生云：“喉痧有汗则生，当表则表，当清则清，此治喉痧之大概也。”

喉痧之脉象

初病脉浮之濡涩，按之沉滑，或左关浮，或右寸沉伏，或六脉浮有一部见沉者，至二三日脉必浮数或滑数，痧透则脉和矣。

喉痧之舌诊

初起舌苔色白厚如堆粉，至一二日后微带黄色。痧渐发，苔渐脱。痧透则舌苔脱落净尽，舌尖微起软刺如痧状。痧邪不透，邪热入营，舌苔必紫绛而干根黄。倘见中心焦黑，为邪火灼营。舌短而缩者，肾气绝也。干绛中心焦黑神昏者，痧毒攻心之现象也。

喉痧之治验

一九三三年兵马司萧君之幼女彩娟，年甫四龄。于三月间患喉痧，初延中医，继请西医，因服药不效，始召余诊，病已五日矣。诊其脉浮滑而不流利，舌苔色白厚如堆粉，壮热无汗，天吊喘促，咽喉肿烂，颐项肿硬如石，肤红隐隐有疹点，颊红，环口鼻梁颜色苍白，余曰："此喉痧也。以前所服之药，只顾其喉未发其痧，故有此现象。先哲云，喉痧一病，得汗则生。"萧君惊问曰："前数位名医俱云喉痧如此沉重，万不可发表，犀角、羚羊角已服若干，此时喉已肿烂，滴水难入，岂可发汗。余虽不知医，曾见过《白喉治法忌表抉微》一书，故知喉症忌表。"余曰："白喉固宜忌表，喉痧则不然，治喉痧当先透其痧，痧透喉症自愈，如不积极透表，则热邪不得透达外出，风动痉厥不可治矣。"萧君继曰："先生既分证论治，说理醇醇，当有把握，请即立方。"遂拟麻杏石甘汤加牛蒡子、鲜芦根、连翘、芥穗予之。次日召余再诊，比至萧君笑迎曰："昨日先生所开之方，才用铜元十八枚，服药后余将彩娟抱入怀中，约有二十分钟，周身见汗，疹亦随汗而出，喘促立止，安睡三四小时，醒后索水索食，竟食薄粥一碗。"余诊脉象滑数，身有和汗，痧疹密布，咽喉肿烂渐消，唯两颐颈项肿势未减，乃本前方去芥穗、芦根，加金银花、板蓝根治之。迨第三次往诊，颐项肿势渐消，痧疹已透，舌苔脱落，舌色红润，舌尖起小粒状，脉已滑缓，用普济消毒饮加减治之，最后予以养阴和胃肃肺而痊。

一九三七年春，东宫街门牌七号大昌汽车行王经理之小女年八龄。一日清晨抱入诊室，王经理云此女今晨始病，来势甚凶。及诊右脉沉伏，左脉浮数，肤红颊赤，身热指冷，咽痛，环口苍白，呕吐黄绿水不止，两目上窜，头不能举，舌苔色白厚如堆粉，耳纹起胀。余曰此喉痧也，先予芳香祛秽之剂，并拟麻杏石甘汤加芦根、牛蒡子、薄荷梗治之，次日右脉已起，六脉浮滑数，舌苔色白心微黄，已成欲脱之象，疹已密布，呕吐止，手指温，咽喉仍痛，溲赤，口渴，再拟麻杏石甘汤加锦灯笼、牛蒡子、金银花、连翘、芦根之属，外吹石钟鸣，不数日即痊愈矣。按予之经历，关于麻杏石甘之验案，不胜枚举，兹略书二则，用作证明。

一九三一年春，同乡杨润斋（现供职中法大学）之子连仲。患喉痧，初起头痛发热恶寒，喉痛咳嗽，颊红肤赤，环口苍白，耳纹起胀。余曰此喉痧也，可服麻杏石甘汤。乃翁问曰："咽赤肿痛，岂可用麻黄以发表乎？"余答曰："喉痧一症，宜急透表发痧，况麻黄之辛温，有石膏之辛凉以济之，舍此方别无安全善法。"遂立方而去。延至第四日复召予诊，见状气喘，天吊，咽喉肿烂，肤红焦热，颊赤，环口鼻梁苍白。余曰："前者之方大约未与服之耶。"乃翁以首然之。余曰："此时病已危险万分，如不急服麻杏石甘汤速透其痧，恐痉厥立至，不可治矣。"于是本余热肠书方予之。后闻另请本镇老医某诊治，老医见予方曰："此病固属危险，麻杏石甘汤岂可轻投，服之恐速其死。"遂服犀羚生地玄参之类，至九日咽喉肿烂痉厥而终。因书此案以为治痧喉者告，倘遇此症尽可放胆透表，痧透喉症自愈，切勿泥守寒凉滋腻，或呆用辛温刚燥，致变症蜂起，不能救药也。

（发表于《医药月刊》创刊号"医案研究"专栏）

小儿急慢惊风论

惊风为"抽搐""瘛疭"证候之总名。前贤复各有种种之名目：曰"撮口"，曰"脐风"，曰"天钓"，曰"内钓"，曰"角弓反张"，曰"偏风口噤"，曰"直视"，曰"反引"，曰"晨抽"，曰"午抽"，曰"晚抽"，曰"伤风抽"，曰"伤食抽"，曰"痘惊"，曰"瘄惊"，曰"客忤惊"等。乃钱仲阳以五脏分属惊风，而统之以"急惊"与"慢惊"，《备急千金要方》不名惊风，而名曰"痫"。《黄帝内经》（又称《内经》）则名曰"痉"。吴鞠通作《解儿难》，其中分"寒痉""风温痉""温热痉""暑痉""湿痉""燥痉"，六条为"六气痉"；又谓"内伤饮食痉"。本病自病痉，为"内伤痉"。"客忤痉"，即"惊痉"。先感后痉者，即俗所谓"慢惊风"。病久致痉，即俗所谓"慢脾风"。薛立斋所著《保婴撮要》中有急惊、慢惊的相关论述，鲁伯嗣之《婴童百问》，吴谦等编《医宗金鉴》之《幼科心法要诀》，王肯堂之《证治准绳》，皆于儿科惊风之症，论理精详。余常细研前贤所论惊风之症，可分二端，曰阴证与阳证而已。然分阴阳证最清晰者，当推王肯堂，兹分录于后。阳证之候，如角弓反张、目直视、项反折、牙关紧急、壮热涎潮、口中气热、面赤唇红、大小便黄赤、手足抽搐、唇口眉眼眨引频并、脉浮数洪紧，此谓"急惊"，古称"阳痫"。阴证之候，或吐或泻涎鸣微喘，或眼闭神缓，昏睡露睛，惊跳抽搦，乍发乍静，或身冷，或身热，或肢热，或口鼻冷气，面色淡白，眉唇间或有青黯，其脉沉迟散缓，故称"阴痫"，亦曰"慢痉"。

惊风之症，每发于小儿，成人患者甚鲜，因小儿之体质至为娇嫩，如花之苞，如果之萼，稚阴未充，稚阳未长者也，因其体质发育未全，抵抗病邪之力未充，偶患小病，往往发生惊抽，难与成人比也。例如伤食，在成人则饱闷嗳腐，重则腹痛呕恶，或吐泻发热而已；小儿则不然，未及吐泻腹痛即发抽搐。又如成人病伤寒，虽六经传遍，不至抽搐；小儿初病太阳，即发抽搐。又如吐泻之症，在成人不过脱力减食，非至极度，不现危症；若小儿吐泻以后，多现惊风危症。明乎此即知治小儿之病，宜时时防其惊风抽搐也。治惊风之法，急惊应用凉泻，慢惊当用温补。若惊急服凉泻之剂过度，亦能转成慢惊，甚至吐泻过甚，脾胃虚损，或用峻剂攻下之剂，亦能转成慢脾风，治要亦不出温肾暖脾之法。《福幼编》之加味理中地黄汤，为对症之良剂，惊风在将发或初起，见其因伤寒或温病而致抽搐者，宜随其病情而治之，无不立效。如惊风已成，可用镇痉之剂，若惊风已止，再用清养或温养之剂，以善其后，唯慢惊则始终禁服镇痉之剂。最恶之候，为暴然发热，须知此热非实热，乃虚热也，晚不可予凉剂，宜详审其正副症，俟认症准确，急用四逆汤或可挽救，总之慢惊而见抽搐者，则成极恶之证候矣。

（发表于《医药月刊》第三期"医学研究"专栏）

中风之研究

病之猝然倾仆，不省人事，痰壅涎流，痉厥瘛疭，口眼㖞斜，鼻闻鼾声，瞳孔反射消失，粪便无知而遗，如醉如痴，有昏睡而死者，有二三小时内始清醒而言语謇涩，半身不遂者，国医谓之中风，西医谓之脑溢血，又名血冲脑，及脑血管破裂。谓本病素因脑动脉管生粟粒性动脉瘤，因剧痛，或兴奋，或努力，或暴饮，或热浴，或咳嗽，或头部打扑等，因致脑血管破裂。四十岁以上肥人最多，通常有遗传性。余曾参考古今医籍，关于本病各有议论、各有方药，兹选其论症精确者，录之于后：

《素问·调经论》云："血之与气，并走于上，则为大厥，厥则暴死，气复反则生，不反则死。"又《素问·生气通天论》云："气血菀（菀即郁字）于上，则为薄厥。"以上二条经义，证之西医脑溢血之说，极相吻合。西医论血而遗气，犹不如经文完备也，大凡人类之生存，不外乎气血，血之与气，不可须臾离也，气行则血行，气止则血止，所以气为血之帅也，古人所谓治风先治血者，亦有至理存焉。

刘河间云："五志过极动火而卒中，皆因热甚。"盖气盛则动脉血流迅速，发生多量之热，不及放散，则火生，古人云"气有余，便是火"。河间主火，即脑充血也。

李东垣云："元气不足而邪凑之，令人猝倒如风状。"盖气升则血升，气降则血降，气血二者，不可偏废。古人云"气以行血，血以养气"。东垣主气虚，即急性脑贫血也，血液不循于脑，往往虚脱而死。

朱丹溪云："东南气温多湿，有病风者，非风也，由湿生痰，痰生热，热生风。"湿者，指内分泌过多而郁积，及排泄滞塞而言，所以然者，气滞则静脉血流迟慢，血管瘀血，其现象为痰。丹溪主痰，即局部之血管瘀血。细研之，头部瘀血，能使鼻衄，脑内瘀血，能使卒中倾仆。

张景岳、薛立斋、赵养葵三家，大义谓真水枯竭者，万万不可再用风药，助纣为虐，以速其死。

上述各家之说，《内经》论证，何等确切，惜无治法，而刘、李、朱三贤哲，虽明知中风非外来之风，而其治法仍不离乎小续命汤、大秦艽丸、愈风散诸方之范围。至于薛立斋、赵养葵、张景岳诸贤，虽知风药不可妄投，观其用药，又未免过于滋腻固涩，绝少效验。近贤张伯龙先生所著《雪雅堂医案·类中秘旨》一篇，曾论是症，乃据《素问·调经论》，气之与血，并走于上，则为大厥之旨；复参用西医血冲脑经之说，唯脑有神经，分部全体，以主宰此身之知觉运动，凡猝然昏瞀、痰气上壅之中风，皆由肝火自旺，化风扇动，激其气血，并走于上，直冲犯脑，震扰神经，而为昏不识人、㖞斜倾跌、肢体不遂、言语謇涩诸证，皆脑神经失其功用之病也。苟能于乍病之时，急用育阴潜阳镇逆之剂，抑降其气火上浮，使血气不并走于上，则脑不受其激动，而脑神经之功用可复，则愈矣。然其论证，发前人所未发，弟其治法，镇肝滋肾，不分次序，而仍囿于立斋、景岳诸辈，亦千虑之一失也。近贤张山雷先生，循伯龙之说，作《中风斠诠》，于治法分别镇肝滋肾，先后缓急，条举证治，而先引证古籍，辨明外因内因，罗列清疏，如指诸掌，于是病之来源去委，昭然若揭，为治是病者绝无仅有之正鹄。伯龙开其源，山雷导其流，以举世公认最险恶之中风病，余每遵伯龙、山雷二公之论，投以介类潜镇之剂，莫不应手奏效。医案甚多，不胜枚举。今夏旧历四月二十八日晨，当余撰此稿时，友人宗子珍先生，系地安门外大街宝瑞兴酱园经理，忽患此证，请余往诊，症见头汗、口歪、语謇、战栗，右肢已废不遂，诊其脉弦滑而结，遂投以潜镇之剂，服一剂后，证已霍然，次日再诊已言语如常，行动自如，兹附论后，聊供同道参考也。

（发表于《医药月刊》第六期"医学研究"专栏）

中风总论（录《中风斠诠》节）

第一节　论风之为病以外因内因为两大纲

　　风者，乃大气之鼓荡也。其和煦也，则为生长百物之母。其肃杀也，即为摧残万有之机，而斯人之呼吸长空，赖以生活者，得其和气，则吐故吸新，百骸滋长。而感其戾气，即千变万状，疾病丛生。读《素问》《针灸甲乙经》《诸病源候论》《备急千金要方》等书，于风病言之甚详，叙述病变，亦甚繁赜。大率自外感受者，由浅入深，自经络而府藏，幻化百端，不可思议。古所谓善行而数变者，其故可思也，此外因之风邪。为害固已甚厉。凡古人祛风方药，恒主疏邪解表者，诚以外感为病，仍需治之于外，泄而散之，此外因证治之一大纲也。而人之生也，禀五行之气化，以迭为消长，则脏腑中自有此含蓄不息之机。以运用其津液气血而充溢肢体，敷布形骸，古所谓风气通于肝者，则非天空中鼓荡之外风也。其为病也，五藏之性，肝为暴，肝火横逆，则风气生。五志之极皆生火，火焰升腾，则风亦动，推之而阴虚于下，阳浮于上，则风以虚而暗煽，津伤液耗，营血不充，则风以燥而猖狂。所以病至未传，阴液云亡，阳浮飞越，恒有虚风陡动，而一蹶不可复振者。是人有此生，竟是与风相为始终。大率自内而发者，由静生动，则猝然震撼。古所谓风为百病之长者，殆即指此。而内因之风火恣肆，又最难驯，凡古人息风良法，必以潜阳镇定者，诚以内因为病，务必治之于内，安而定之。此内因之证治又一大纲也。斯二因者，渊源既别，见证亦自不同，而治疗斯各有主义。假使病是外因，而不知疏泄，则坐令深入，犹如开门揖盗，宁不入室升堂、倾筐倒箧。病是内因而妄发散，则狂飙益肆，譬犹烘炉鼓扇，必不摧枯拉朽，栋折榱崩。此必谈医者所必明辨于机先，而不能混淆不清，指鹿为马。故古之中风，皆是外因，治必温散解表者，所以祛外来之邪风也。今之中风，皆是内因，治必潜降镇摄者，所以靖内动之风阳也。诚能判别此外内二因之来源去委则于古今中风证治，思过半矣。

第二节　论中风之病汉唐治法皆是外因金元辨证乃识内因

中风病名，导源《素问》，衍于《针灸甲乙经》，并见于《难经》，及仲景之《伤寒论》《金匮要略》，下逮隋唐，则巢氏《诸病源候论》、孙氏《备急千金要方》、王氏《外台秘要》，分析各证，言之尤群。而治疗方药，亦最明备。此皆治国医者，所谓百世不迁之大宗也。似乎后之学者，欲求证治之纲领，必当守此数家之言，奉为圭臬，而可以探骊得珠，生死肉骨矣。抑知言非一端，义各有当。古人立论各道其道，有不可不分而观之者乎。夫《难经》所谓伤寒有五之一曰中风，及仲景《伤寒论》所谓太阳中风之桂枝证，因明明外感之初步风寒也，病在皮毛，未尝深入，则与猝然昏仆之中风，迥不相侔，是必异病同名，不可相提并论。此其义固人人能知之，而能言之。不意《备急千金要方》《外台秘要》之治猝中风欲死，身体缓急，口目不正，舌强不能语，奄奄忽忽，神昏闷乱者，首推小续命汤一方，仍是仲景之麻桂二方加味。则可知彼时之所谓中风，虽其义与仲景之太阳中风不同，而制方之意，固以为即是太阳病之外感风寒，所以用药同此一辙。是盖古人所见身体缓急，口目不正，舌强不语之猝然中风。必有外寒见证，则仍与仲景之所谓太阳中风，无甚差池，所以金元以来，每谓中风中经络者，外有六经形证，通以小续命汤加减主治。张洁古氏，且有桂枝续命汤、麻黄续命等六经加减，号为定法，岂非从风邪在表主治，是又与伤寒论六经皆有中风之义同一理论。更证以《外台秘要》"中风"一门，首列仲师之桂枝汤、麻黄汤。所治之证，所用之药，皆与伤寒论之太阳中风吻合。益可知六朝隋唐之所谓"中风"，未尝不与《难经》《伤寒论》之所谓"中风"同符合撰。然必非近今所见眩晕、暴仆、痰涎上涌、神志昏迷之"中风"，可断言也。若《素问》《针灸甲乙经》之所谓"中风"，亦皆外感之气邪。大率由浅入深，又渐而剧，不尝有昏仆倾跌、痰塞神迷之证。盖外风袭入肢体，为患虽各不同，而皆自表及里，循次传变，亦与忽然暴仆昏愦无知之"中风"见证绝异。此唯张氏景岳，曾言《内经》诸风，皆指外邪立论，与神魂昏仆、猝然痰塞之中风不同，而其他名贤之论中风者，无不以古证今，混而一之矣。至巢氏《诸病源候论》，分析各证，言之甚详，而《备急千金要方》《外台秘要》中风之方，竟成巨帙。然统观此三书之论证用药，几无一不从外风立法，凡是㖞僻不遂、痿躄不仁、瘫痪不用等证，皆以为邪风之外袭，即至精神瞀乱、昏不识人、痰壅涎流、舌强不语之候，近人所谙知为内动之风者，在古人亦必以为外风之入府入藏，则用药唯有散风泄表之一途，麻桂羌防，千方一律，且皆为寒风设法，则解表之剂，必主辛温，姜桂椒辛，天雄乌附，俯拾即是，虽其亦时有芩连石膏寒凉之品，而恒与温中解表，并辔以驰，是皆古人主治中风之定法。逮乎金元以降，始有悟于昏愦猝仆之"中风"。病形脉证，确与外感风邪不类，乃渐变其论调，而注重于内因。河间主火，丹溪主痰，东垣主气，持论虽各不同，而同以为病由内发，则与唐以前皆指为外风者，所见大异。而古人通行之大小续命汤等，泄散风邪之法，必与内因之证，柄凿不入，势必不可复用。然河间之论中风，既知为将息失宜，心火暴盛，固谓内动之风火也。而其论治，则又曰中风既为热盛，治之者或用乌附等类之热药，欲令药气开通经络，使气血宣行，而无壅滞，则又未脱古人专治寒风之窠臼矣。东垣之论中风，既知非外来之风邪，而为本气之自病，固谓内因之虚风也。乃治法又用洁古老人《保命集》旧说，谓中血脉者，外有六经形证，则以小续命汤加减治之。中府者内有便溺阻隔，则以三化汤等通利之；外无六经形证，内无便溺阻隔，宜大秦艽汤、羌活愈风汤主之，则又用外感之风寒套药矣。明之薛立斋亦以内因立论，则畅真水竭真火虚之说，遂开赵养葵专用六味八味之陋。景岳张氏又约之以"内伤颓败"四字持论，既笼统不切，而用药又偏于腻补，终无效果。唯皆从内风自煽着想，一洗古人辛散疏泄之习。然当风火披猖、挟痰上涌之时，而遽欲固其根本之虚，滋补浊腻，适以助痰为虐，奚能有济。独有缪氏仲醇，谓真阴亏而内热生风，猝然殭仆，初宜清热顺气开痰，继则培本，分作两层治法，乃有次序可言。则视薛赵景岳辈独能言明且清。

近来，西国医家谓此猝然昏仆之病，乃血冲脑经、失其功用，因在彼以剖验得之，据称死于此病者脑中必有死血或积水。则血冲入脑，固无疑义，唯血在络中，何故直上冲脑，则亦未闻有精确之发明，因而亦无捷效之治验。光绪中叶，蓬莱张伯龙先生，著有《雪雅堂医案》。其论内风昏仆，谓是阴虚阳扰，水不涵肝，木旺生风，而气升火升痰升，冲激脑经所致。是以顷刻瞀乱、神志迷蒙，或失知觉，或失运动，皆脑神经为之震扰，而失其功用之病。西医谓之血冲脑者，正与《素问·调经论》所谓"血之与气并走于上，则为大厥之昏"吻合。亦即《素问·生气通天论》，所谓"血菀于上，使人薄厥"之意。其治法则以潜阳摄纳为主，镇定其上升之势，使血与气不走于上，则厥可定。而脑神经之功用可复。无论昏愦暴仆，痰壅气促，喎斜不遂，瘫痪不仁，舌强不语，痿躄掣痛等。猝然而起者，皆可猝然而安。此则阐发内风暴动证治。实能勘透渊源，精当切确，如拨云雾而见青天。竟是《素问》以后，无人知此病情，至今而是病始有疗治正法，开后学觉悟之门。至理名言，有如皎日，余尝屡宗此旨，用至痰壅倾仆、神志迷乱者而效，用治肢体刺痛手足不遂者，而又效。乃知伯龙此论，最是实地经验，迥非前人之空言涂附者，所能同日而语。读此而古时之方论皆可废，雅谓伯龙为内风暴仆之开山祖师可也。《素问》之言中风，非不明晰，然皆外因之病。景岳所谓风邪中人，本皆表证，《内经》诸风，皆指外邪。故无神魂昏愦，痰壅殭仆，瘫痪抽搐等证。若内因之昏愦中猝仆者，《素问》自有大厥薄厥等条，而并不谓之"中风"。在古人各明一义，辨别如分水之犀，本不虑后人之误认，不谓《甲乙经》以击仆偏枯，猝然暴死者，指为偏中邪风。而《金匮要略》之中风篇，乃以喎斜不遂，身重不仁，昏不识人，舌强吐涎，指为贼邪之在经在络，入府入藏。于是内风暴动之病，皆以为外感邪风，乱

《素问》之例。而内因外因之风，乃混熔于一炉之中，纠缠不清，莫衷一是，不得不谓《针灸甲乙经》《金匮要略》之误。自是而巢氏《诸病源候论》，亦以内因诸证，做外因说解。《备急千金要方》《外台秘要》诸方，亦以解表祛风之法，通治内风诸证，相沿成习。至景岳而始毅然决然，亟为辨别。真知灼见，已是不可几及，而其非风一篇，亦知是《素问》之厥。即是昏愦猝仆之病，又隐隐悟到大厥薄厥之旨。盖景岳有《类经》之作，其于《内经》用力最深，故能有此神悟，独悟其误以非风立名，反觉言之不顺，然独能识得今之中风，可拟《素问》之厥，所见最是有真，而不闻更有人能助之阐发一言者。此则古书真不易读，亦可见潜心体会善读古书者之难其选也。若西人血冲脑之说，在彼以实验而有此发明，初不与吾国古书互为印证，不意《素问》有大厥薄厥两节。久已明言于汉魏之前。即此可知吾国旧学自有精确不易之至理。且可知医为实用之学，自必有真实之证据。虽中西两家，学术渊源绝不相同，而果有实在之发明。终必同归一致。盖疾病本是实事，陆九芝所谓"一个病止有一条理，断不容各道其道，彼此歧异"。更不能空谈理想，幻说欺人。世有诮吾国医学之徒以理论见长，而无当于事实者，试令寻绎此大厥薄厥之旨，当可恍然于理论果为事实之母矣。惜乎晚近学者，目光不远，不能早悟及此，致令内风暴动之病，久称难治，而今而后，凡有气升痰升、昏眩猝仆之证，不独汉唐家法。温燥升散之助纣为虐者，不可用，必不可误读古书，反以偾事。即河间、东垣、丹溪、景岳、仲醇诸大家，虽各明一义，不无可取。然以视今日之大光明，则皆瞠乎后矣。

第三节　论昏瞀猝仆之中风无一非内风之因

昏瞀猝仆，痰壅涎流，而语言謇涩，瘫痪不仁，此举世所共知为中风之病也。唯考之《素问》，则凡此诸证，皆未尝谓之"中风"。盖《素问》之所谓"中风"者，只是风邪袭表。病在肌腠经络，本无俄顷之间，即已蒙蔽性灵，而遽致倾跌殭仆不动不言之理。若《素问》所论内风自动，眩晕昏仆之病，则《通评虚实论》所谓"仆击偏枯，肥贵人则高粱之疾也"，《生气通天论》所谓"阳气者，烦劳则张，精绝，辟积于夏，使人煎厥，目盲不可以视，耳闭不可以听，溃溃乎若坏都，汩汩乎不可止也"，《素问·脉解篇》又有"善怒者，名曰煎厥"一条。盖怒则气火俱升，因而暴厥，其病状亦犹是也。"生气通天论"又谓"阳气者，大怒则气逆而血菀于上，使人薄厥也"，《素问·调经论》所谓"血之与气并走于上，则为大厥，厥则暴死。气复反则生，不反则死也"。今既证明此大厥薄厥即是内风瞀乱之病，更可知上古医理，至精至确，洵是超凡入圣之学，非汉唐以降所能望其项背者矣。《脉要精微论》所谓"厥成为巅疾也"，又谓"浮而散者，为眴仆也"。《至真要大论》所谓"诸风掉眩，皆属于肝，诸暴强直，皆属于风，诸热瘛疭皆属于火也"。《素问·阴阳应象大论篇》所谓"在天为风，在地为木，在藏为肝"，又谓"风气通于肝也"。《素问·五常政大论》所谓"发生之纪，其动掉眩巅疾也"。《素问·宣明五气篇》所谓"搏阳则为巅疾也"。可知古人之所谓巅疾者，谓非暴仆昏愦之类中而何。凡此诸条，皆是肝胆火升，浮阳陡动，扰乱脑之神经，或为暴仆，或为偏枯，或为眩晕昏厥，或为目冥耳聋，或为瞤动瘛疭，强直暴死，诸般病状，俱已历历如绘。此皆近世之所谓中风病也，然在《素问》何尝名以中风。可见《素问》之所谓中风者，皆是外风，其证固不若是。唯古人文字简洁，于此诸条，未尝明示，以此即内风陡动之病。而《针灸甲乙经》遂有偏中邪风、击仆偏枯之语，乃以内风之病，误认外风，自汉迄唐，皆从外风主治。以讹传讹，竟如铁案，而牢不可破。幸有河间、东垣、丹溪诸家之论，而后为火为气为痰。病属内因，又复渐渐发明，唯是火之升，气之逆，痰之壅，皆是肝风煽动。有以载之上浮，是肝风为病之本。而火也，气也，痰也，皆为标。乃读诸家之论，但知于气火痰三字竭力阐明，而反将主动之肝风略而不问。则欲为清火，而火必不退，欲为化痰，而痰亦不减。皆无捷速之效力。此则金元以来，虽有"类中风"之名称，可以区别于汉唐专用温散之"真中风"，而所谓痰中、气中诸病，固已尽人能知，而治疗仍少实效者。则专治其火气痰，而不能注重于平肝息风之过也。即以《素问》而论，内风为病，固已数见不鲜，唯散在各篇之中，忽略读过，每不知其即是肝风内动之证。且又各名一义，并不明言其为内动之风，而后人之读古书者，唯知于中风之字而止。以求古人之所谓"中风"，而更不能寻释于不言之表。遂使古人精义之流露于字里行间者，皆不得领悟其旨趣。（未完）

（此为未完稿，原文连载于《医药月刊》第八期及第九、十期合刊之"医学讲座"专栏）

中篇 医案

发表医案六则

少阴伤寒

病者：富某，住本市后公用库。

病状：恶寒倦卧，四肢厥逆，频频下利，面色惨白，目不欲张，呼之则精神略振，须臾又惝恍不清，舌苔色黑起刺，润泽而软。

脉象：沉细如无。

病因：初患感冒，经某中医予以银翘散加生地、元参等甘寒滋腻之剂，并用牛黄清心丸，遂致呕吐、痢疾，继经某西医予以下剂，转致吐泻无脉，四肢厥逆，经某医院注射强心剂五次之多，脉仍不起反应。

诊断：寒伤少阴水寒血败，乃真火几减之症。《伤寒论》云："少阴病，恶寒身倦而利，手足逆冷者不治。"此症虽属不治，尚未至汗出息高，用大剂四逆汤加人参或可挽救于万一。盖少阴一症，阳回则生，寒极则死，与其坐观其死，何如竭力救治以冀其生。

疗法：辛热回阳。

处方：四逆汤加人参。

野山参一两，生附子八钱，生干姜四钱，炙甘草三钱。

方解：四逆汤乃回阳之方，加入人参者兼救阴也。以附子温水，干姜温气，气温则上焦之阴寒散而外阳回；水温则下焦之阴寒散而内阳回；姜附得炙草之和中，则中焦温，上下连成一气；如旭日当空而阴霾自散。然阳既回矣，恐吐下已伤之阴，不任燥烈辛热之姜附，故加多液之人参以济之，则阳回阴复，水暖血行，脉渐出而证自解。

效果：服一剂后，脉渐出，肢渐温，再服一剂而痊。

（发表于《医药月刊》创刊号"医案"专栏）

太阳伤寒误于汗下传入少阴

病者：姚某，年四十，客居清河。

病状：头痛，冷汗，恶寒，手足逆冷，烦躁不安，脉象微细，舌苔白滑似枯。于七月间负担贸易外村，因饥渴疲劳过甚，途中饮冷水极多，卧息于村外槐树下，忽觉凉风袭体，顿时恶寒，此地距其家约有二里，遂强忍饥力行，至家饱食。夜间病发头痛，身痛，发热，恶寒，胸腹胀痛，延某村医予以九味羌活汤，未见轻减。次日，某医仍用前方加减，不效。三日，又延一医，予以木香槟榔丸加豆霜等，得泻，病仍不解。至第四日，始延余诊治，见病者烦躁不安，手足逆冷，头痛冷汗，恶寒，余诊毕曰，仲圣《伤寒论·太阳病》曰"发汗，若下之，病仍不解，烦躁者，茯苓四逆汤主之"，况又见四肢逆冷，脉象微细，舍此方无良法也。

诊断：寒伤少阴，阴虚，阳气外浮，并水聚而逆也。

疗法：回阳养阴制水。

处方：茯苓五钱，人参二钱，附子二钱，炙甘草一钱，干姜二钱。

方解：四逆汤乃回阳之方，加人参者，兼救阴也，加茯苓者，以制水也。

效果：一剂而瘥。

（发表于《医药月刊》第二期"医案"专栏）

哑巴痧治验记

夫投药对症，则砒霜犹称良剂，不合其病，则参芪亦足杀人。盖医道贵乎机变，非可胶柱而鼓瑟也。余曾用烟屎油治愈一垂危之哑叭痧症，颇有公开之价值，兹特录之于左，以供海内同道之研究。

一九一五年，余执教鞭于宛邑五区回龙观村之小学校，彼时余正埋头攻读古圣医籍及近贤诸家名著，然外人并不知余能医也。是年九月间，在该村学校聚餐，时座中有当村老医柳华亭先生，饮酒之际，忽有一乡人怆惶喘吁奔至桌前曰，请柳先生赶快救命。问其病家为谁，据云为本村张顺之儿媳，猝得暴病。柳即离席随去，须臾柳返，余问其病势见状如何。柳曰，不可救药矣，该病人目瞪项粗，欲吐未能，已不能言语，遍体色青，六脉已无，危在顷刻。余谓柳先生曰，陈修园《痧症全书》内，载有"哑叭痧"一条，唯灌旱烟屎油可以救治，与其坐视其死，曷不试用此法，以冀救其生命乎。余当即转告病家，令觅旱烟袋杆二三只，用烧红铁丝通之取烟屎油，用沸水冲一茶杯，用手蘸凉水拍打病者之头顶，然后撬牙灌之。闻病家如法行后，约一刻钟吐出黄绿色水极多，至晚即愈。自是乡里亲友，知余能医，皆争先求治，户限为穿，越数年，余遂弃教鞭而悬壶于清河焉。

注：本文中《痧症全书》应为《痧症奇书》。

（发表于《医药月刊》第二期"杂俎"专栏）

遗精自汗

病者：吴某，住昌邑，辛庄。

病状：自汗遗精，形体虚羸，气短恶风，不思食饮，两足乏力，行履维艰。脉濡数。

病原：暮春之初，时值农事方兴，终日勤耕田野，偶患伤风，自服姜汤发汗，因而汗出如洗，夜晚即遗精一次，翌日身体极感疲倦，自是每隔一二日必遗精一次，而自汗不止，延医数人，所投皆涩精止汗之剂，缠绵三月，已形销骨立，说话时则气几不续。

诊断：阴阳俱虚，卫阳失职，肾精不藏，肾虚为邪气所乘，致精关难固也。

处方：桂枝龙骨牡蛎汤。

桂枝二钱，白芍二钱，炙甘草一钱，龙骨五钱，牡蛎五钱，生姜三片，大枣三枚。

方解：仲圣《金匮要略》云："男子失精，女子梦交，桂枝龙骨牡蛎汤主之。"虽未示人本方能治自汗，按桂枝汤为调阴阳和荣卫之方，加以龙牡，故此方不但有治遗精之长，且有止汗之奇也。

效果：连服三剂，自汗与遗精俱瘥。

（发表于《医药月刊》第五期"医案"专栏）

痉痉治验

病者：王某，女，年五岁，住城隍庙五号。

病状：头痛，发热，恶寒，猝然昏厥，手足拘紧，顶背强急，二目上窜。

病原：稚年血虚热盛客忤，兼受时邪。

诊断：察其初病，头痛如劈，发热过高，肝热与时邪相搏上蒸，热郁于脑，遂昏不知人，抽搐，二目上窜，此即《金匮要略》所谓之刚痉（即脑膜炎）兼染时疫。

疗法：仿葛根汤法佐以镇痉之品。

处方：葛根一钱，佩兰一钱，忍冬藤一钱，僵蚕一钱，薄荷三分，钩藤钩一钱，新会络一钱，局方至宝丹一粒。

效果：服一剂则痉止，服二剂已神清。

（发表于《医药月刊》第八期"医案"专栏）

痞积（即黑热病）治验

病者：黎某，年十五岁，住九道湾。

病状：初因病疟，牵延二月，左胁痞块，肢体消瘦，肤色黧黑，鼻衄，发热无有定时，舌嫩红无苔，饮食纳少。脉弦涩细数。

诊断：癖块窠囊，盘踞左胁，左胁为脾脏外廓，脾为统血之脏，今为疟菌侵袭脾脏，将体内之废物（如湿痰死血等）尽量吸收至脾脏脂膜内，而成一大窠囊，结在左胁脾脏脂膜间，脾脏因之肿大不能输精于四肢，故肢体消瘦，内有郁血，故色黑肤错，肝管郁血，渐至肝脉硬化，往之假道于督脉，血从脊背上巅至鼻，故鼻衄也。

疗法：鳖甲煎丸和大黄䗪虫丸加减。

处方：制大黄三钱，桃仁二钱，酒当归二钱，甘桂心五分，青皮二钱，金铃子二钱，䗪虫一钱，干漆一钱，穿山甲一钱，枳实二钱，山楂肉二钱，元胡索一钱，炙鳖甲三钱，蜀漆一钱，海藻八分，杭白芍二钱，生牡蛎三钱，青柴胡二钱。

上为细末蜜丸如梧子大，每服二钱，日服二次，白水送下。

方解：以大黄为主，使胃肠增加蠕动，桃仁、干漆、延胡索排除郁血废物，以䗪虫、穿山甲搜逐在络之瘀，枳实、青皮、山楂消磨脾积，以桂心强壮心肾，以鳖甲咸寒软坚，使肝管血瘀成硬者，化而为柔，以当归、白芍养肝，牡蛎为鳖甲之助，以缓和肝脏急迫之苦，柴胡、蜀漆杀疟菌甚烈，借以杀同一性类之黑热原虫，颇奏奇功。

（发表于《医药月刊》第九、十期合集"医案"专栏）

未刊医案一六八则

1941年7月7日（卅.七.七）

1. 李某，女，北池子。

肝胃气逆，胸膈痞闷，逆气上冲，泛噁呕吐。

脉弦紧数。

平肝和胃镇逆。

生代赭石 3钱	法半夏 2钱	炙苏梗 2钱
佩兰梗 1钱	姜竹茹 钱半	广陈皮 钱半
春砂仁 3分	老厚朴 5分	制香附 1钱

2. 马某，女，聚兴米庄（一诊）。

闷郁不舒，肝气横逆，曾经感受暑邪，外邪已解，肝风未痊，遍体抽痛，神志有时清醒、有时昏迷，谵言狂语。

脉沉弦混数，三五不调。

平肝解郁，醒神明，镇痉抽。

生龙骨 5钱　　　生牡蛎 5钱　　　生代赭石 3钱

生石决明 3钱　　滁菊花 5钱　　　清半夏 3钱

钩藤钩 2钱　　　石菖蒲 2钱　　　远志肉 1钱

青竹茹 2钱　　　大白芍 2钱

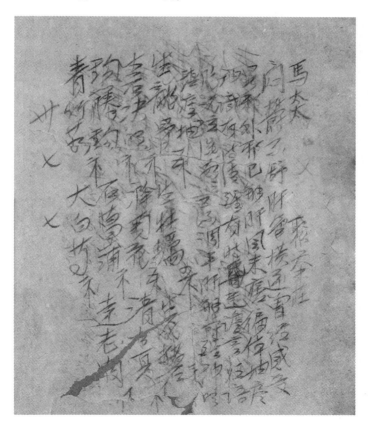

3. 王某，男，十四岁，谢家胡同四十五号。

证势向瘳。

脉滑数。

再拟清肃肺胃。

杭白菊 2钱	元寸冬 2钱	大元参 3钱
鲜枇杷叶 3钱	浙贝母 2钱	天花粉 2钱
霜桑叶 3钱	青连翘 2钱	粉甘草 5分

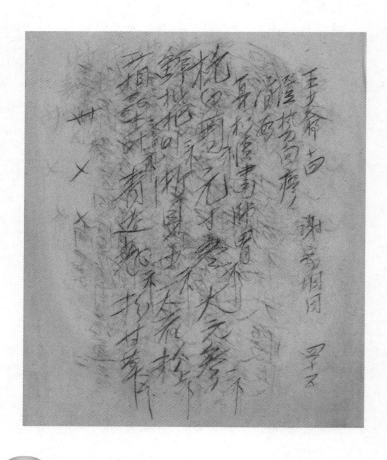

4. 马某，女，南池子二号。

肝胃气逆，胸膈痞闷，呃逆吞酸，泛噁呕吐。

脉弦滑。

旋覆花 2钱 布包	生代赭石 3钱	法半夏 2钱
广陈皮 钱半	炒稻麦芽 各钱半	炙苏梗 2钱
厚朴花 钱半	春砂仁 5分	大腹皮 3钱

5.孟某，女，东煤场十一号。

胸膈痞闷，气短。

脉弦紧数。

和肝理脾利饮。

云茯苓 3钱　　酸枣仁 3钱　　远志肉 1钱

大腹皮 3钱　　广木香 5分　　春砂仁 5分

佛手片 5分　　鸡内金 2钱　　杭白芍 2钱

广陈皮 钱半　　沉香曲 钱半　　川柴胡 2钱

炒麦、稻芽 各钱半

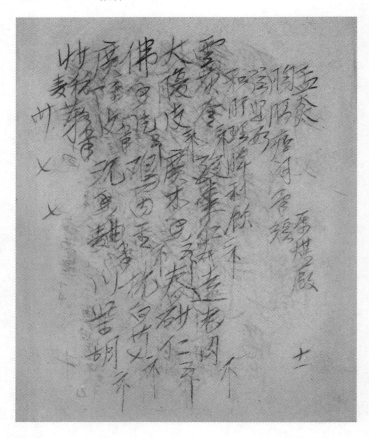

6. 王某，女，十四岁，内西华门十号。

转危为安，惟心中时尚懊憹，口干喜饮，冷汗。

脉滑数。

再拟辛凉甘寒法。

大元参 3钱　元寸冬 2钱　杭白芍 2钱

鲜生地 3钱　鲜石斛 3钱　浙贝母 2钱

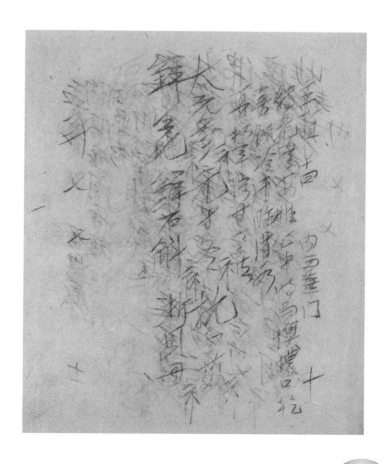

7. 王某，女，内西华门十号。

胸膈痞闷，胀满隐痛。

脉弦紧混。

平肝和胃，解郁镇逆。

生龙骨 3钱	生牡蛎 3钱	生代赭石 3钱
大白芍 2钱	鸡内金 2钱	合欢皮 8分
石菖蒲 钱半	新会络 2钱	生稻芽 2钱
老厚朴 3分	金铃子 钱半	带皮茯苓 3钱

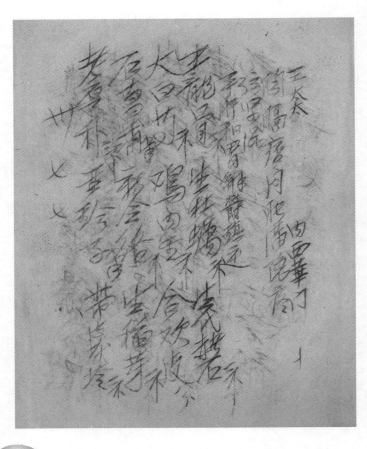

8. 靖禹公，男，中老胡同十四号。

证势详前。

脉弦细滑数。

再拟和肝消瘰，健胃理肠。

川柴胡 3钱　　酒炒白芍 2钱　　粉丹皮 2钱

生牡蛎 3钱　　大元参 5钱　　浙贝母 2钱

粉甘草 5分　　鸡内金 2钱　　蒸百部 8分

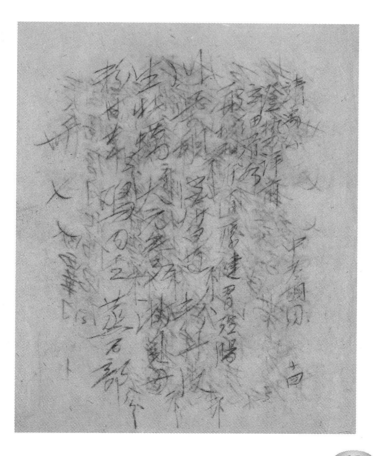

9. 蒋某，女，刚察胡同。

证势向瘳，惟头痛较剧。

脉弦滑数。

利湿散风，搜毒镇痛。

赤茯苓 5钱	金银花 3钱	软防风 1钱
浙贝母 3钱	杭白菊 3钱	香白芷 1钱
赤芍药 3钱	正川芎 1钱	钩藤钩 2钱
明天麻 1钱	生石决明 3钱	龙井茶 泡兑 1钱

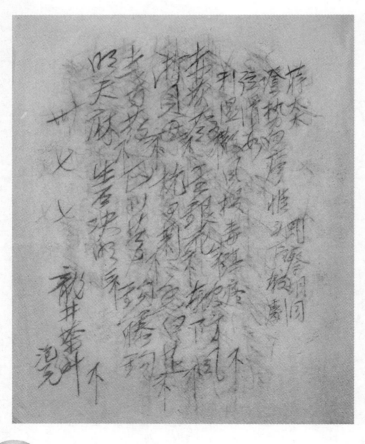

10. 李某，男，九岁，草场七十九号。

风火相搏，泛疸遍体。

脉浮数。

黄芩连翘汤加减。

青连翘 ₂钱　　酒黄芩 钱半　　香白芷 ₁钱

嫩银花 ₃钱　　杭白菊 ₃钱　　南薄荷 ₅分

淡竹叶 ₂钱　　粉甘草 ₅分　　软防风 ₈分

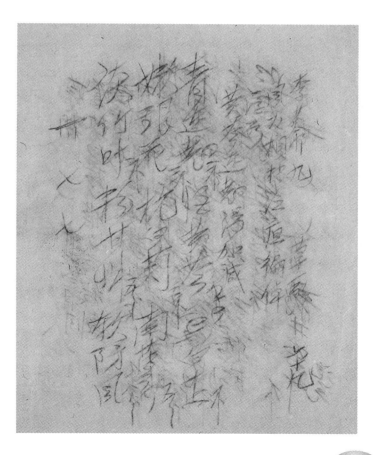

11. 祝某，男，中央公寓。

证势详前。

脉弦紧。

和肝胃理脾肠。

川柴胡 2钱　　姜川朴 1钱　　北苍术 钱半

大腹皮 3钱　　带皮茯苓 3钱　　广陈皮 2钱

春砂仁 5分　　焦神曲 2钱　　炒麦、稻芽 各2钱

鸡内金 2钱　　白通草 3分

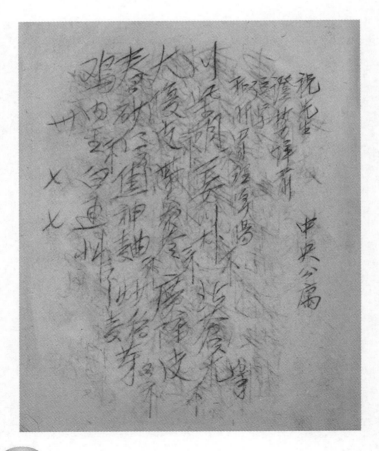

12. 赵某，女，大翔凤。

痢疾，里急后重，纳呆，心中懊侬。

脉沉弦紧。

疏理二肠。

杭白芍 2钱	地榆炭 3钱	银花炭 3钱
广木香 5分	姜川连 5分	上肉桂 化冲 5分
车前子 布包 钱半	麸炒枳壳 2钱	花槟榔 2钱

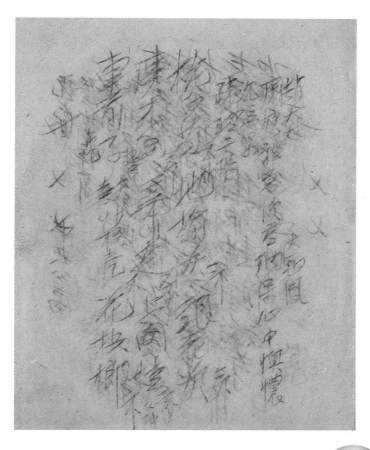

13. 马某，男，十九岁，帽儿胡同。

暑痢，里急后重。

脉沉紧。

疏理胃肠。

酒炒白芍 2钱　　银花炭 3钱　　地榆炭 2钱

麸炒枳壳 1钱　　花槟榔 2钱　　芽桔梗 2钱

广木香 5分　　姜川连 2分　　车前子 布包 钱半

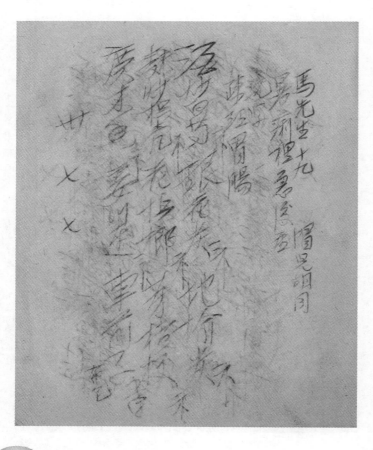

14. 王某，女，下窨子十五号。

木火刑金，咳嗽形削，近又伤风，寒热头晕，节痠，胸际串痛，腹痛。

脉浮弦紧数。

先拟治标。

霜桑叶 3钱	杭白菊 3钱	炒杏仁 2钱
嫩前胡 钱半	苦桔梗 钱半	粉甘草 5分
广橘络 2钱	广橘红 钱半	浙贝母 2钱

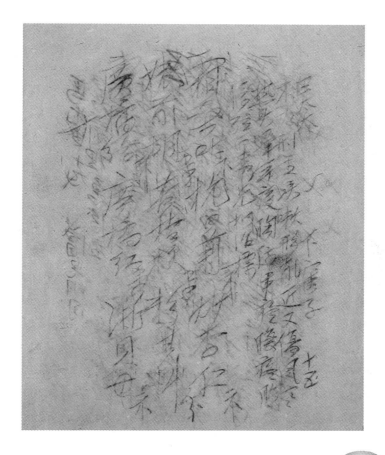

15. 杜某，女，龙王庙。

肝阳挟痰热上蒸，头晕，右半身不仁，舌强而麻。

脉弦滑数。

柔肝潜阳镇逆。

生石决明 5钱	生龙齿 5钱	生牡蛎 5钱
滁菊花 3钱	清半夏 2钱	宣木瓜 3钱
络石藤 2钱	远志肉 3钱	大白芍 2钱
新会络 3钱	怀牛膝 2钱	鲜菖蒲 钱半

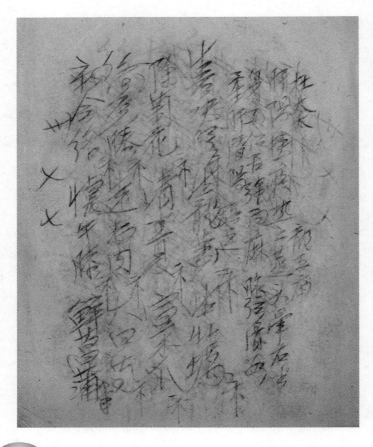

16. 邢某，女，慈慧殿。

肺热伤风，发热，头晕痛，腿痠楚，鼻鸣咳嗽。

脉浮数。

清宣。

杭白菊 3钱　　霜桑叶 3钱　　炒杏仁 2钱

青连翘 2钱　　苦桔梗 钱半　　粉甘草 5分

牛蒡子 1钱　　嫩前胡 1钱　　新会络 钱半

活芦根 2钱

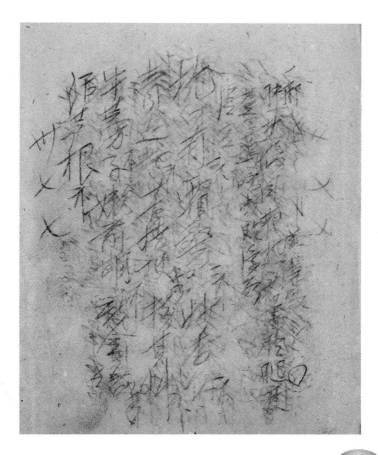

17. 阎某，东单。

妊喜恶阻，疲倦泛噁，纳呆。

脉弦滑。

安胎和胃镇逆法。

炙苏梗 $_{2钱}$　姜竹茹 $_{2钱}$　云茯苓 $_{2钱}$

杭白芍 $_{2钱}$　当归身 $_{2钱}$　菟丝子 $_{2钱}$

丝瓜络 $_{2钱}$　子黄芩 $_{8分}$　粉甘草 $_{5分}$

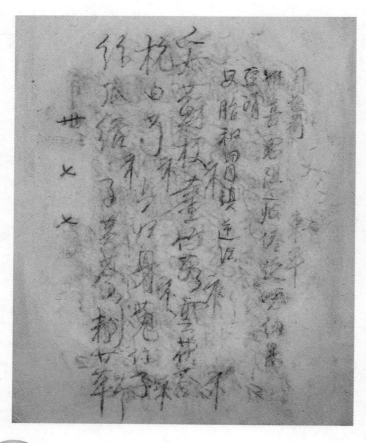

18. 关某，女，钟楼湾四号。

闷气动肝，忽感时邪，以致发热形寒，头晕节痠，胸闷气短。

脉象弦紧数。

清解和肝。

杭白菊 3钱	青连翘 3钱	瓜蒌皮 3钱
金线重楼 8分	牛蒡子 1钱	活芦根 2钱
金银花 3钱	鸡内金 2钱	六一散 布包 2钱

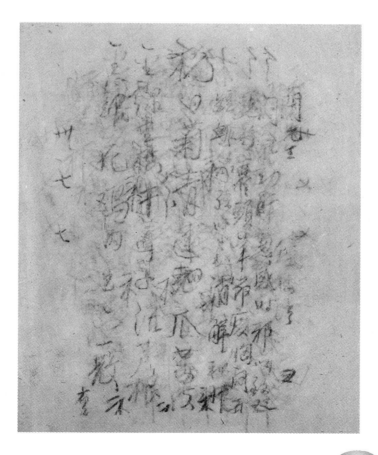

19. 冯某，女，七十岁，北新桥。

肝气横逆，胃家受忤，以致胸闷，纳呆，咳呛。

脉象弦紧数。

平肝和胃法。

生代赭石 2钱	杭白芍 2钱	金石斛 2钱
鸡内金 2钱	广橘红 钱半	金铃子 钱半
合欢皮 8分	生稻芽 2钱	赤茯苓 2钱

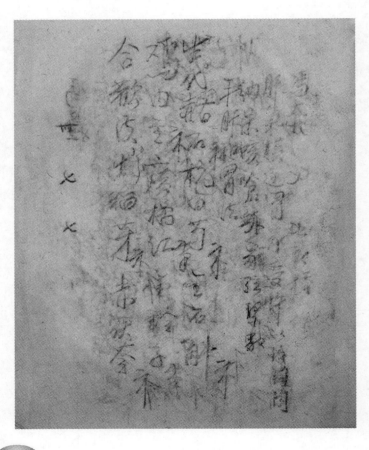

20. 冯某，女，北新桥。

疳疾复行，发热咳嗽，便滞。

脉数。

理肝化疳肃肺法。

制鳖甲 $_{3钱}$　　杭白芍 $_{2钱}$　　牡丹皮 $_{2钱}$

鸡内金 $_{2钱}$　　地骨皮 $_{2钱}$　　浙贝母 $_{2钱}$

嫩青蒿 $_{1钱}$　　五疳丸 $^{包煎}_{1钱}$

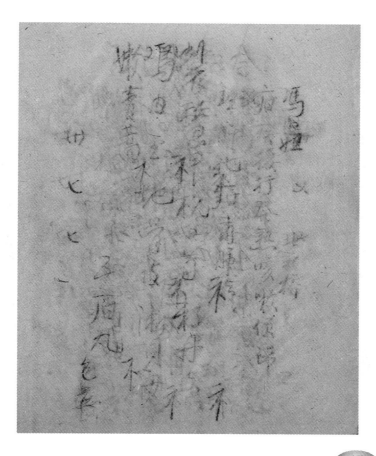

21. 刘某，男，火药局三条。

肝气横逆，肠胃受忤，以致胸闷腹胀，癥聚。

脉象弦紧。

平肝和胃整肠法。

瓜蒌皮 3钱　　茯苓皮 3钱　　大腹皮 2钱

春砂仁 5分　　厚朴花 3钱　　紫蔻米 5分

鸡内金 2钱　　广陈皮 3钱　　法半夏 2钱

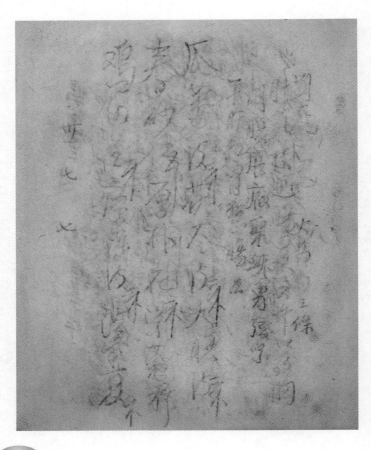

1941年7月8日（卅.七.八）

22. 吴某，男，兴华寺街。

客忤感冒，以致发热惊惕，便绿泛恶。

脉浮数。关纹青紫。

杭白菊 2钱　　鲜佩兰 钱半　　南薄荷 2分

鲜藿香 钱半　　扁豆衣 钱半　　滑石粉 1钱

赤茯苓 1钱　　白通草 2分　　鲜荷叶 1钱

紫厚朴 3分　　大腹皮 1钱

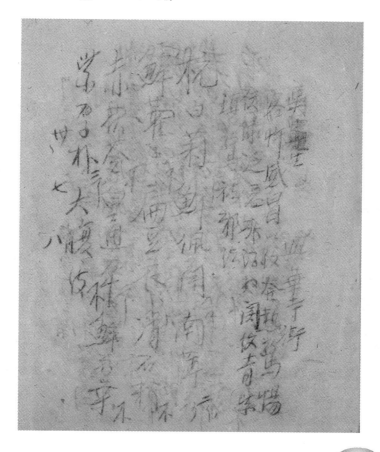

23. 吴某，女，四岁，兴华寺街。

蓄热兼感暑邪，以致微热烦悗。

脉象弦数，左关略浮。

清热祛暑法。

杭白菊 钱半	鲜佩兰 1钱	鸡内金 1钱
青连翘 1钱	粉甘草 3分	淡竹叶 2钱
生稻芽 1钱	六一散 布包 1钱	至圣保元丹 分2次 1粒

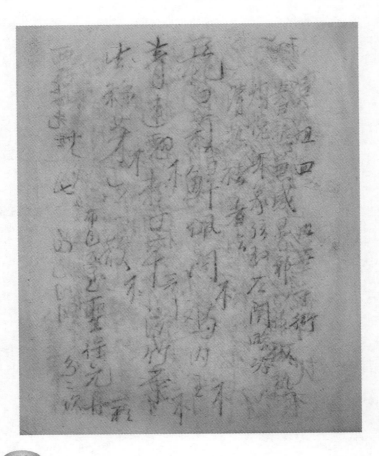

24. 张某，男，巴儿胡同三号。

咳嗽已减，咯血未作。

脉弦芤。

平肝理肺法。

生代赭石 3钱	酒炒杭芍 1钱	北沙参 1钱
仙鹤草 3钱	侧柏炭 3钱	旱三七 8分
元寸冬 2钱	白茅根 3钱	大小蓟 3钱
天门冬 2钱	贡阿胶 2钱	鲜枇杷叶 去毛 4钱
云茯苓 2钱	生山药 3钱	细生地 2钱

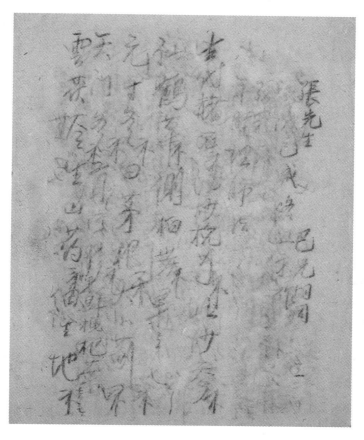

25. 陈某，男，中笛胡同。

证势向瘥，惟腹胀。

脉弦缓。

再拟胃大小肠加减。

姜川朴 5分	苍术 1钱	广陈皮 3分
土炒白术 2钱	云茯苓 3钱	桂枝木 2分
大腹皮 钱半	淡泽泻 1钱	结猪苓 1钱
白通草 2分	炒稻、麦芽 各钱半	车前子 1钱
西砂仁 2分	生姜 1片	红枣 1枚

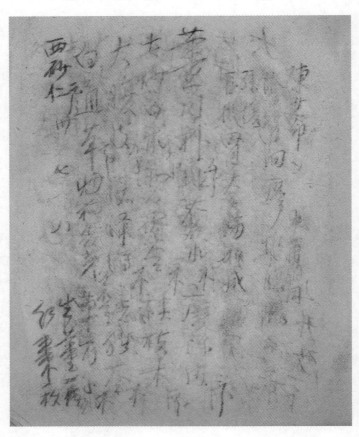

26. 朱某，女，东四手帕胡同。

妊娠六月，骤然饮冷，兼感暑邪，以致头晕痛，节痠楚，发热、呕吐、便滞。

脉象浮弦滑。

和胃肠，祛暑邪，镇客忤。

杭白菊 $_{2钱}$　　鲜藿香 $_{2钱}$　　鲜佩兰 $_{2钱}$

薄荷梗 $_{2分}$　　炙苏梗 $_{2钱}$　　赤茯苓 $_{2钱}$

大腹皮 $_{3钱}$　　扁豆衣 $_{2钱}$　　鲜荷叶 $_{2钱}$

上丹砂 $^{冲}{}_{1分}$

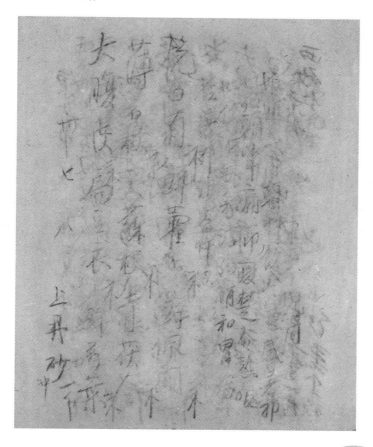

27. 李某，男，积水滩胡同。

遗泄复作，失眠纳呆。

脉象弦细滑。

再拟交心肾，和肝胃，肃肺气法。

生代赭石 3钱	酒炒杭芍 3钱	北沙参 1钱
杭白菊 3钱	霜桑叶 3钱	云茯苓 3钱
蒸百部 8分	冬虫夏草 2钱	生龙骨 3钱
生牡蛎 3钱	新会络 钱半	酸枣仁 炒研 2钱
远志肉 1钱	生山药 2钱	鸡内金 2钱
水獭肝 冲 钱半		

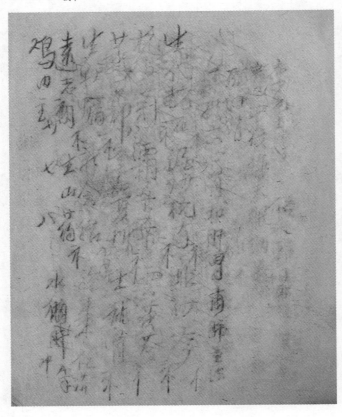

28. 郝某，女，雨儿胡同二十四号。

风邪已解，颈部形寒。

脉浮弦数。

散风祛邪。

藁本$_{钱半}$　　软防风$_{1钱}$　　香白芷$_{钱半}$

金银花$_{3钱}$　　粉甘草$_{2分}$　　赤芍药$_{2钱}$

杭白菊$_{2钱}$　　宣木瓜$_{3钱}$

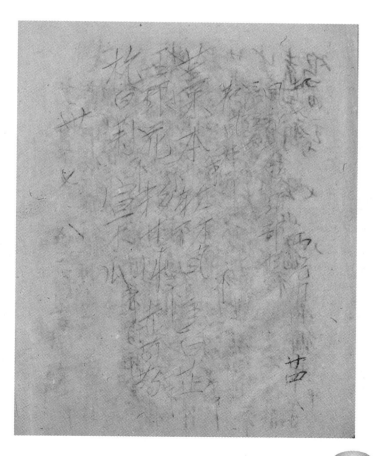

29. 马某，女，聚兴米庄（案2 二诊）。

证势详前。

沉弦促数，三五不调。

再拟平肝解郁，醒神明，镇痉抽。

生龙骨 5钱　　生牡蛎 5钱　　生代赭石 3钱

生石决明 3钱　　滁菊花 5钱　　清半夏 3钱

钩藤钩 3钱　　石菖蒲 2钱　　远志肉 1钱

青竹茹 3钱　　大白芍 2钱　　紫厚朴 1钱

酒川军 3钱

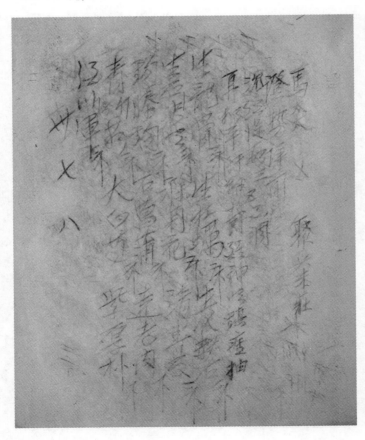

30. 付某，女，后门西二百二十号。

咳嗽形削，胃纳渐进。

脉弦细滑混数。

再拟平肝理肺健胃。

生代赭石 3钱　　杭白芍 3钱　　北沙参 3钱

蒸百部 2钱　　元寸冬 3钱　　冬虫夏草 1钱

地骨皮 2钱　　枇杷叶 3钱　　生稻芽 2钱

鸡内金 2钱　　川贝母 2钱　　生桑白皮 3钱

天门冬 2钱　　贡阿胶 2钱　　新会络 2钱

云茯苓 2钱　　水獭肝 研冲 1钱

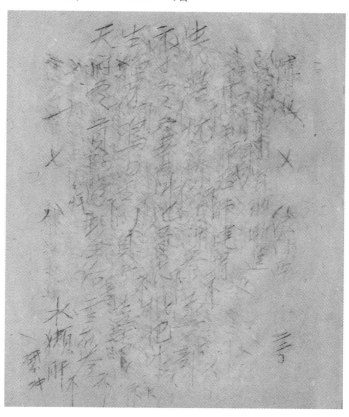

31. 萧某，男，东内大街。

肝阳挟热上蒸，近因伤风，咳嗽喘促黄痰。

脉浮弦滑数。

暂拟清宣肃利。

杭白菊 ₃钱　　霜桑叶 ₃钱　　南苏子 钱半

炒杏仁 钱半　　广橘络 ₂钱　　清半夏 ₂钱

广橘红 ₂钱　　粉甘草 ₃分　　青连翘 ₂钱

瓜蒌仁 ₃钱

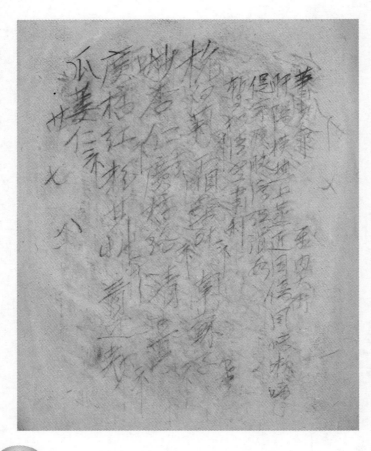

32. 萧某，女，东内大街。

证势向瘥，惟胆家亦热，右耳跳痛。

脉弦滑数，右关尤甚。

再拟清肃泻利。

杭白菊 _{3钱}　　生石决明 _{5钱}　　金线重楼 _{1钱}

嫩银花 _{3钱}　　青连翘 _{2钱}　　钩藤钩 _{2钱}

霜桑叶 _{3钱}　　大元参 _{5钱}　　大白芍 _{2钱}

龙胆草 _{8分}　　粉甘草 _{8分}　　飞青黛 _{重布包 钱半}

鲜佩兰 _{2钱}

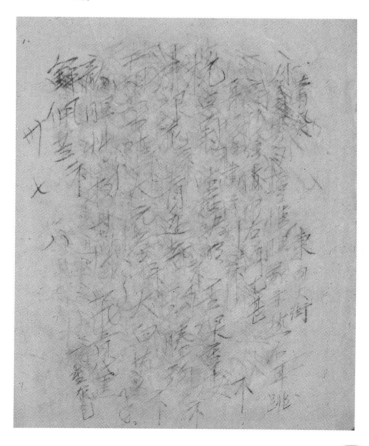

33. 张某，女，酒醋局三十九号。

少腹疼痛，带下绵绵，头痛疲乏，节瘆。

脉弦紧混数。

再拟和肝解郁，调理冲任。

酒炒白芍 3钱　　台乌药 钱半　　元胡索 钱半

炒薏仁 3钱　　川续断 2钱　　乌贼骨 2钱

煅龙骨 3钱　　煅牡蛎 3钱　　白果仁 2钱

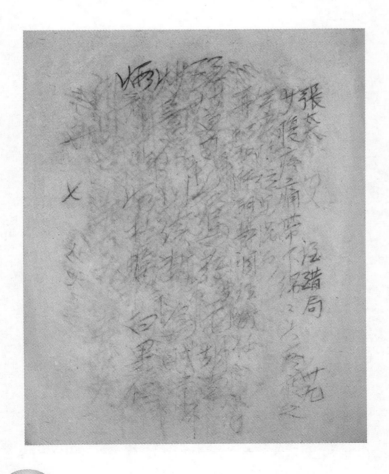

34. 李某，女，北池子。

证势向瘥。

脉弦滑。

再拟平肝和胃，肃肺镇逆。

生石决明 $_{3钱}$　　生代赭石 $_{2钱}$　　炒草决明 $_{2钱}$

杭白芍 $_{2钱}$　　　大元参 $_{3钱}$　　　滁菊花 $_{3钱}$

鲜石斛 $_{3钱}$　　　霜桑叶 $_{2钱}$　　　细木通 $_{8分}$

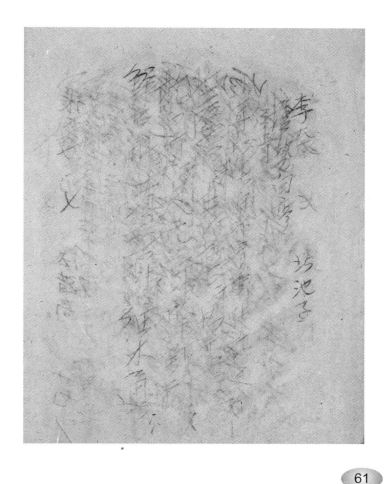

35. 李某，男，九岁，草厂七十九号。（案 10 二诊）

证势详前。

脉浮数。

再拟黄芩连翘汤加减。

青连翘 2钱	酒黄芩 钱半	香白芷 1钱
嫩银花 3钱	杭白菊 3钱	淡竹叶 2钱
粉甘草 5分	软防风 8分	荆芥穗 2分
浙贝母 2钱	赤芍药 钱半	赤茯苓 2钱

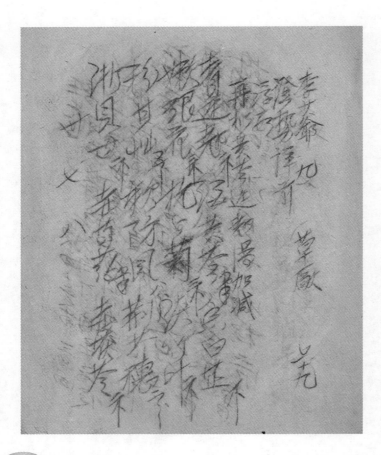

36. 王某，男，东四十二条三百六十四号。

伤风挟郁，咳嗽胸闷，纳呆，喘促，形寒，发热喜冷。
脉两关紧盛。

解郁肃肺清宣。

广橘皮 3钱　　　法半夏 3钱　　　炒杏仁 2钱

南苏子 2钱　　　全瓜蒌 4钱　　　子黄芩 钱半

枇杷叶 去毛 3钱　　浙贝母 2钱　　炒枳壳 钱半

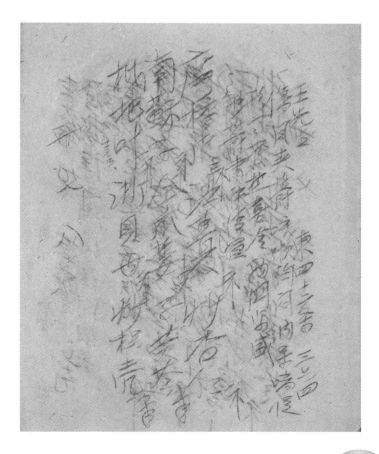

37. 王某，女，五福里八号。

肝气横逆，胸腹痞闷，纳呆。

脉沉弦。

平肝和胃镇逆。

生代赭石 ₃钱　　旋覆花 ₂钱　　法半夏 ₂钱

瓜蒌皮 ₃钱　　广陈皮 钱半　　鸡内金 ₂钱

生稻芽 ₂钱　　春砂仁 ₅分　　紫蔻米 ₅分

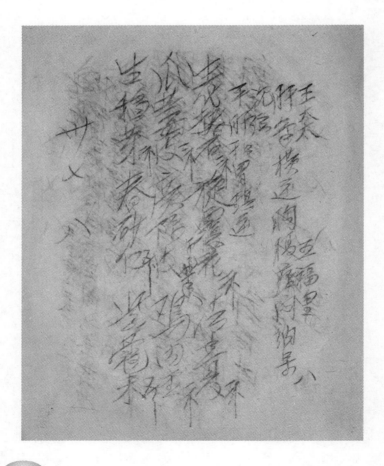

38. 张某，女，西皇城根。

肺胃蓄热，感受暑风，头疼发热，疲倦烦躁。
脉濡数。

清宣。

杭白菊 2钱	霜桑叶 2钱	忍冬花 2钱
青连翘 2钱	鲜佩兰 钱半	钩藤钩 钱半
鲜藿香 钱半	鲜荷叶 钱半	六一散 包煎 钱半

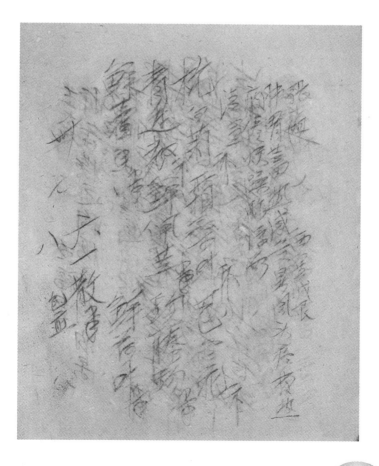

39. 孟某，女，东煤场十一号。（案5二诊）

胸闷略痞，腹胀未减。

脉沉弦数。

和肝理脾，利饮消胀。

云茯苓 3钱　酸枣仁 2钱　　远志肉 1钱

大腹皮 2钱　广木香 5分　　春砂仁 5分

佛手片 5分　鸡内金 2钱　　广陈皮 2钱

沉香曲 钱半　炒麦、稻芽 各2钱　赤茯苓 3钱

冬瓜皮 2钱　生桑白皮 3钱

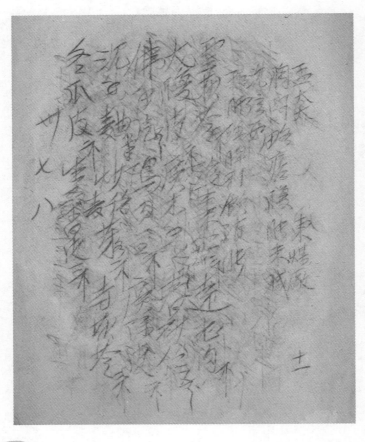

40. 宁某，女，交道口二条四十一号。

头晕节痠，泛噁纳呆。

脉浮弦滑。

再拟芳香清暑。

鲜佩兰 ₃钱　　鲜藿香 ₂钱　　薄荷梗 ₃分

杭白菊 ₃钱　　粉甘草 ₅分　　青连翘 ₂钱

忍冬花 ₂钱　　滑石粉 ₃钱　　鲜荷叶 ₃钱

青竹茹 ₂钱　　春砂仁 ₃分　　鲜西瓜翠 ₃钱

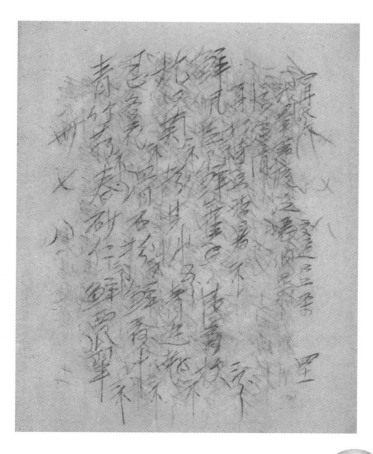

41. 张某，女，东官房一号。

木火刑金，肝气侮胃，胸膈痞闷，脘痛胛疼，咳嗽。

脉弦混数。

平肝理肺，和胃镇逆。

生代赭石 3钱　　杭白芍 2钱　　金铃子 1钱

北沙参 3钱　　元寸冬 2钱　　天门冬 2钱

枇杷叶 3钱　　鸡内金 2钱　　生稻芽 2钱

广橘络 2钱　　水獭肝 研分冲 钱半

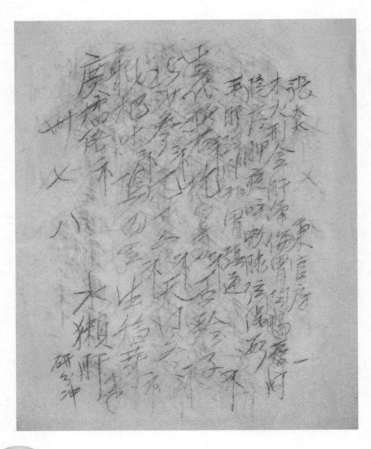

42. 刘某，男，箍筲胡同。

证势虽瘳，惟觉胸腹不畅。

脉弦缓。

逍遥散加减。

川柴胡 ₂钱　　酒炒白芍 ₂钱　　土炒白术 ₁钱

云茯苓 ₃钱　　当归身 钱半　　鸡内金 ₂钱

粉甘草 ₃分　　煨姜 ₃片　　　薄荷 ₁分

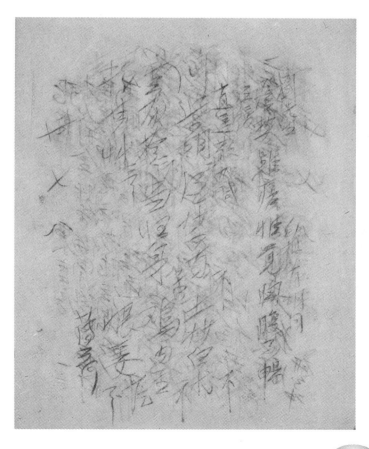

43. 刘某，男，箍筲胡同。

肺热伤风，咳嗽。

脉浮数。

清宣。

霜桑叶 $_{3钱}$	杭白菊 $_{3钱}$	嫩前胡 $_{3钱}$
牛蒡子 $_{1钱}$	苦桔梗 $_{2钱}$	粉甘草 $_{5分}$
青连翘 $_{2钱}$	广橘红 $_{1钱}$	浙贝母 $_{3钱}$
炒杏仁 $_{2钱}$	活芦根 $_{2钱}$	

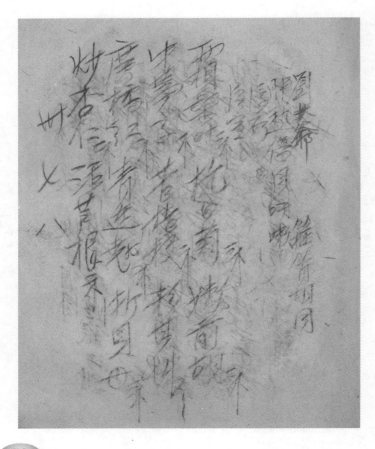

44. 轧某，男，抄手胡同。

脘闷胀满，消化不良，睡眠不酣。

脉弦滑。

平肝和胃理脾。

生代赭石 3钱　　杭白芍 2钱　　朱茯神 3钱

酸枣仁 3钱　　远志肉 8分　　鸡内金 2钱

炒稻麦芽 各钱半　广陈皮 1钱　　法半夏 2钱

金铃子 钱半　　佛手片 7分

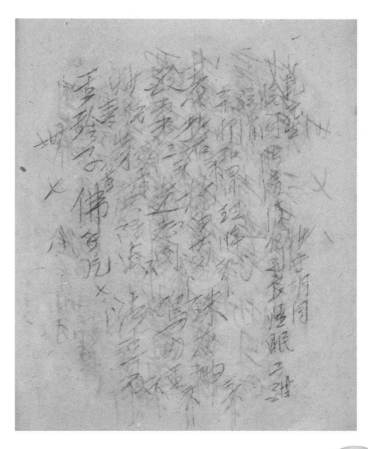

45. 王某，男，鼓楼东。

肝病及脾，形削，纳呆便溏。

脉弦混数。

资生汤加减。

生山药 5钱	生黄芪 8分	潞党参 2钱
土炒白术 钱半	鸡内金 2钱	浙贝母 2钱
炙甘草 3分	生稻芽 2钱	

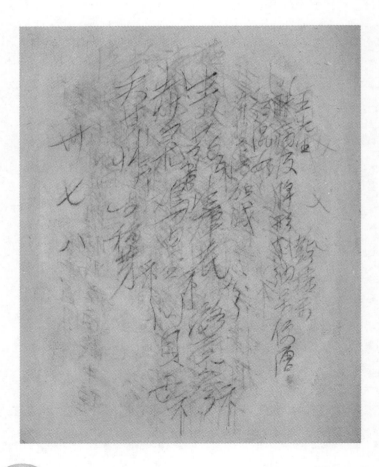

46. 赵某，女，大翔凤。（案 12 二诊）

痢疾新瘥，惟胸膈痞闷，腹中隐痛。

脉沉紧。

再拟疏理胃肠。

杭白芍 _{2钱}　　地榆炭 _{3钱}　　　银花炭 _{3钱}

广木香 _{5分}　　姜川连 _{5分}　　上肉桂 _{2分}

车前子 _{钱半}　麸炒枳壳 _{钱半}　花槟榔 _{2钱}

川厚朴 _{8分}　　山楂炭 _{2钱}

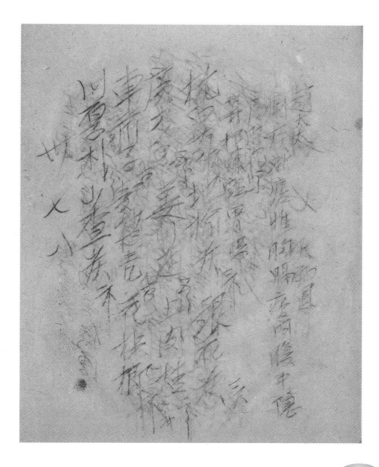

47. 蔺某，男，海淀。

证势向瘥。

脉滑缓。

再拟清利湿热。

带皮茯苓 $_{3钱}$	苎麻根 $_{5钱}$	白茅根 $_{3钱}$
侧柏炭 $_{4钱}$	法半夏 $_{3钱}$	白通草 $_{3分}$
川黄柏 $_{钱半}$	肥知母 $_{2钱}$	粉丹皮 $_{3钱}$
地骨皮 $_{3钱}$	赤茯苓 $_{3钱}$	滑石粉 $_{5钱}$
淡泽泻 $_{2钱}$	乌贼骨 $_{2钱}$	

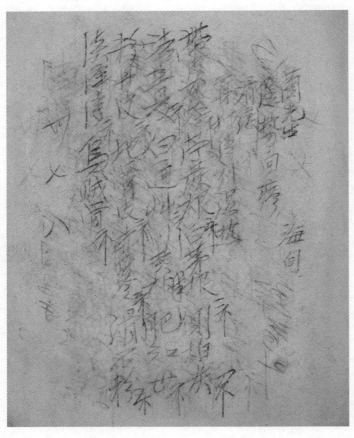

48. 周某，男，前圆恩寺。

饮食失摄，感受暑邪，发热头晕，节痠泛恶，呕噁腹痛。
脉两关紧盛。

和肠胃，祛暑邪。

鲜藿香 3钱　　鲜佩兰 3钱　　薄荷梗叶 各2分

香薷叶 5分　　大腹皮 2钱　　法半夏 2钱

广陈皮 钱半　　赤茯苓 3钱　　紫厚朴 7分

白通草 5分　　鲜荷叶 2钱

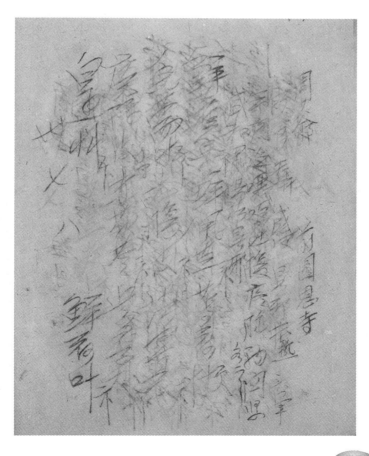

49.李某，女，二眼井六号。

证势向瘳。

脉弦缓。

再拟和肝解郁。

川柴胡_{钱半}	酒炒白芍_{2钱}	粉丹皮_{钱半}
土炒白术_{3钱}	云茯苓_{3钱}	生稻芽_{2钱}
鲜佩兰_{2钱}	金石斛_{2钱}	粉甘草_{5分}
南薄荷_{2分}	合欢皮_{8分}	佛手片_{3分}
当归身_{钱半}		

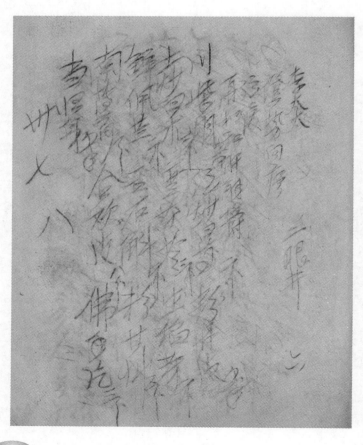

50. 张某，女，铸钟厂三号。

腹痛泄痢，汛期已届，月水已至。

脉沉紧。

先拟疏胃肠。

姜川朴 _{2钱}　　北苍术 _{2钱}　　酒白芍 _{2钱}

姜川连 _{3分}　　上肉桂 _{5分}　　地榆炭 _{3钱}

广木香 _{5分}　　山楂炭 _{2钱}　　大腹皮 _{3钱}

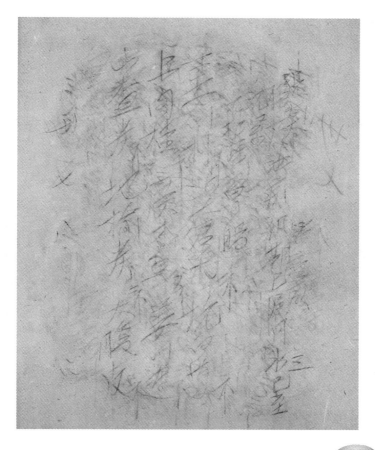

51. 崔某，男，北沙滩。

瘟毒发颐。

脉数。

普济消毒饮加减。

金银花 _{3钱}　　板蓝根 _{2钱}　　青连翘 _{2钱}

蒲公英 _{2钱}　　杭白菊 _{2钱}　　浙贝母 _{2钱}

天花粉 _{3钱}　　牛蒡子 _{钱半}　　金线重楼 _{1钱}

如意金黄散 _{8钱}

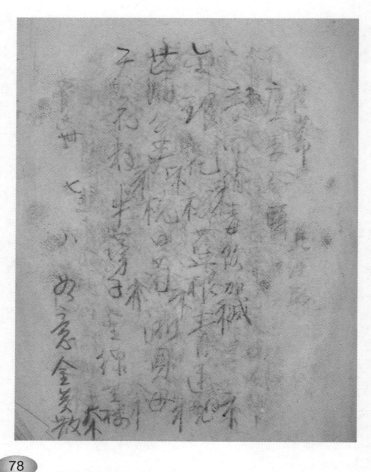

52. 贾某，男，黄化门。

时邪遗热未尽，以致遍体痠楚，心中不仁。

脉象弦紧。

芳香祛秽。

杭白菊 ₂钱　　金银花 ₃钱　　青连翘 ₂钱

鲜藿香 ₂钱　　鲜佩兰 ₂钱　　广橘红 钱半

滑石块 ₂钱　　白通草 ₃分　　鲜西瓜翠 ₂钱

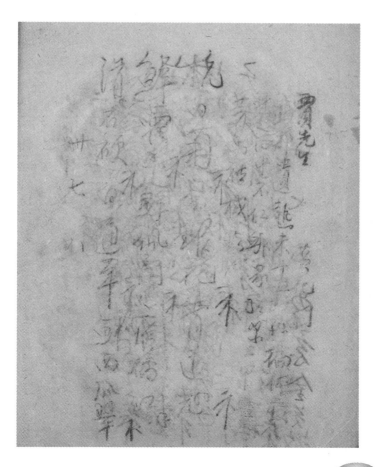

53. 王某，男，东壁街。

素质阴虚，肝气横逆，以致胸闷气痞，心悸，少腹胀痛，咳嗽形削。

脉象弦紧混数。

暂拟和肝胃，解郁结。

生代赭石 $_{2钱}$　　旋覆花 ^{布包} $_{2钱}$　　法半夏 $_{2钱}$

鸡内金 $_{3钱}$　　合欢皮 $_{8分}$　　生稻芽 $_{2钱}$

台乌药 $_{8分}$　　大腹皮 $_{2钱}$　　带皮茯苓 $_{3钱}$

沉香曲 $_{1钱}$

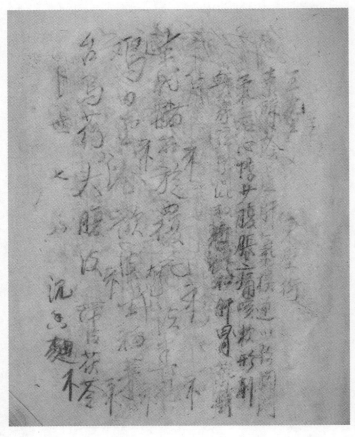

54. 兰某，男，鼓楼湾四号。

胸闷气短，节痠疲乏。

脉弦紧数。

平肝清解法。

杭白菊 3钱　　全瓜蒌 4钱　　鸡内金 3钱

鲜佩兰 3钱　　忍冬花 3钱　　杭白芍 3钱

广橘皮 2钱　　青连翘 3钱　　生稻芽 2钱

鲜石斛 2钱

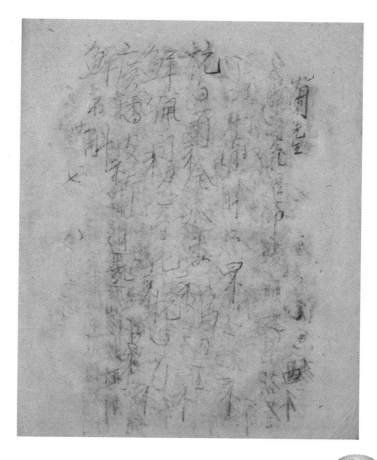

55. 李某，男。

饮食失摄，感受时邪，以致头晕节痠，心中懊憹，泛
噁呕吐。

脉浮弦数。

拟和中祛邪法。

广藿香 2 钱　　鲜佩兰 2 钱　　薄荷梗 5 分

广橘皮 2 钱　　法半夏 2 钱　　赤茯苓 2 钱

宣木瓜 2 钱　　白檀香 2 分

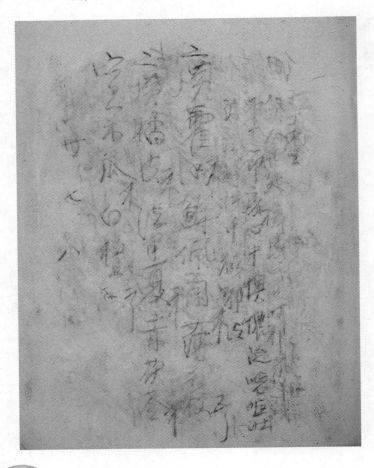

1941年7月9日（卅.七.九）

56. 张某，男，巴儿胡同。（案24 二诊）

证势向瘥。

脉弦芤缓。

平肝理肺法。

生代赭石 3钱	酒炒杭芍 2钱	北沙参 3钱
元寸冬 2钱	天门冬 3钱	白茅根 5钱
仙鹤草 2钱	贡阿胶 2钱半	旱三七 5分
鲜枇杷叶 4钱	黑山栀 1钱	侧柏炭 3钱
细生地 3钱	青宁片 2钱	真水獭肝 2钱

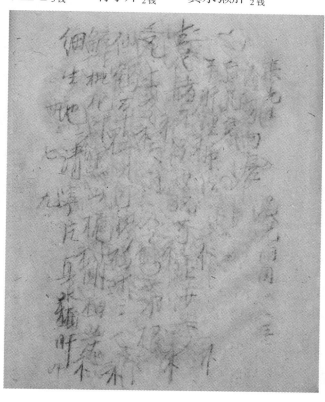

57. 王某，女，前马厂。

腹痛，汛期已过。

脉弦紧。

平肝解郁调经法。

川柴胡 2钱　　酒炒杭芍 2钱　　制香附 2钱

紫厚朴 8分　　大腹皮 3钱　　正川芎 2钱

沉香曲 2钱　　当归身 2钱　　台乌药 1钱

佛手片 8分

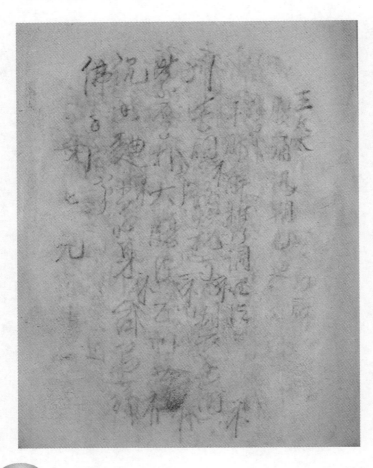

58. 王某，女，土儿胡同。

黄疸见瘅，妊娠恶阻。

脉弦数滑。

再拟清热和胃法。

子黄芩 2钱　　青连翘 2钱　　鲜石斛 2钱

青竹茹 2钱　　炒栀子 2钱　　杭白芍 2钱

川黄柏 钱半　　茵陈蒿 5钱　　炙苏梗 4分

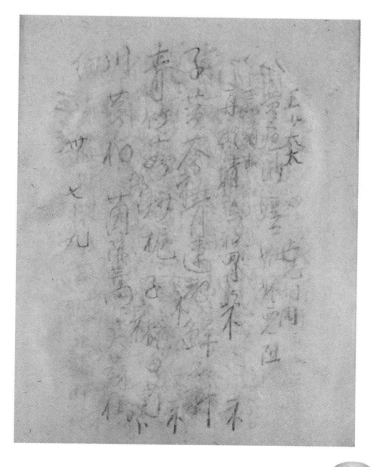

59. 王某，男，土儿胡同。

外邪已解，里热未清。

脉滑数。

再拟清肃法。

杭白菊 2钱　　青连翘 2钱　　嫩银花 2钱

淡竹叶 2钱　　牛蒡子 5分　　活芦根 2钱

粉甘草 5分　　滑石块 2钱　　白通草 3分

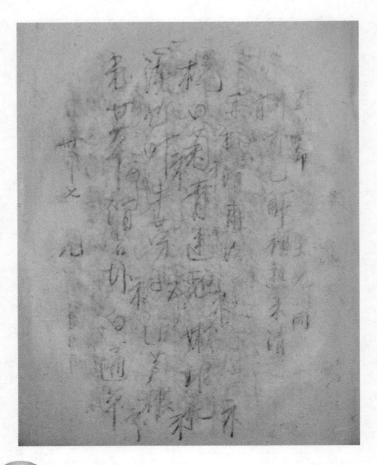

60. 高某，男，东四烟筒胡同。

肺热伤风，以致发热，咳嗽，痰鸣。

脉象浮滑数。

清宣法。

霜桑叶 2钱　　杭白菊 钱半　　嫩前胡 1钱

炒杏仁 8分　　牛蒡子 8分　　南苏子 3分

青连翘 1钱　　活芦根 2钱　　苦桔梗 5分

粉甘草 2分

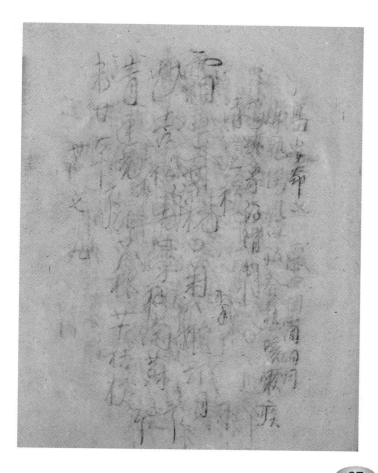

61. 靖某，男，中老胡同。

发烧，瘰疬，疲乏。

脉弦细滑数。

解郁消瘰法。

大元参 ₅钱　　杭白芍 ₂钱　　浙贝母 ₂钱

天花粉 ₃钱　　生牡蛎 ₅钱　　粉丹皮 ₂钱

青连翘 ₂钱　　粉甘草 ₅分

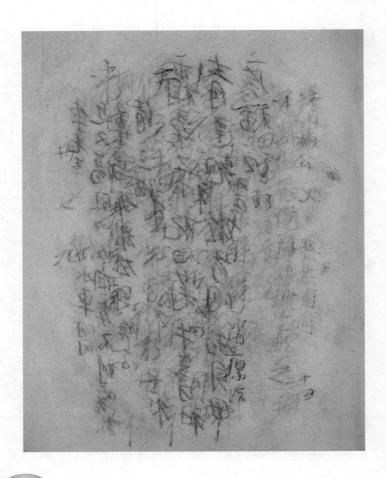

62. 李某，男，小水车胡同。

近又伤风以致咽喉不利，咳嗽鼻鸣。

脉象左关略浮。

清宣法。

霜桑叶 _{3钱}　　杭白菊 _{2钱}　　牛蒡子 _{1钱}

青连翘 _{2钱}　　嫩前胡 _{钱半}　　浙贝母 _{2钱}

广橘红 _{钱半}

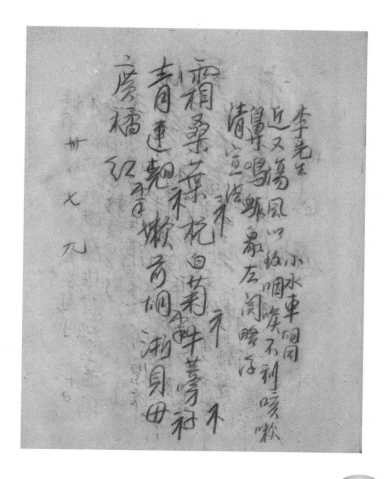

63. 傅某，男，太安侯。

牙龈肿痛渐瘥，惟肝阳上蒸，偏左头痛。

脉浮弦滑数。

柔肝熄风，清热镇逆。

生石决明 3钱	滁菊花 3钱	钩藤钩 2钱
天花粉 3钱	金银花 2钱	浙贝母 2钱
条黄芩 钱半	甘草节 5分	嫩前胡 钱半
南薄荷 2分		

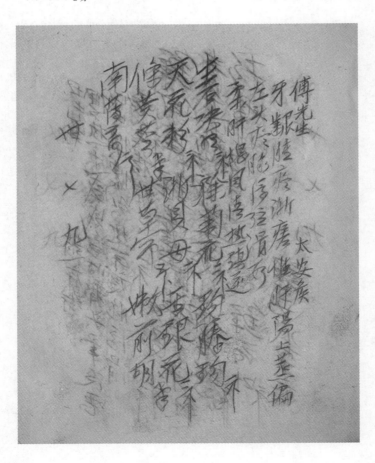

64. 田某，男，赵府街。

里热过盛，感受时邪，头晕泛噁，心中懊侬，微热节痠。

脉浮滑。

芳香祛秽。

鲜佩兰 3钱　　鲜藿香 3钱　　嫩银花 2钱

青连翘 2钱　　瓜蒌皮 3钱　　滑石粉 2钱

粉甘草 5分　　鲜荷叶 2钱　　鲜西瓜翠衣 3钱

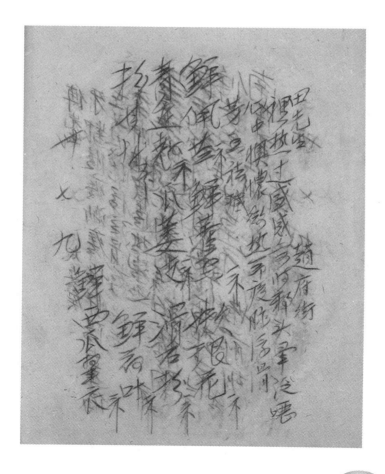

65. 郑某，女，小金丝绦。

干血痨瘵，肌肤甲错，午后发热，形削，纳呆，便溏。
脉弦混数。

缓中补虚，通经活血。

当归身_{钱半}　　酒炒白芍_{2钱}　　云茯苓_{3钱}

正川芎_{1钱}　　炙甘草_{5分}　　大黄䗪虫丸^{午后用黄酒炖温服}_{2粒}

薯蓣丸^{清晨服}_{3钱}

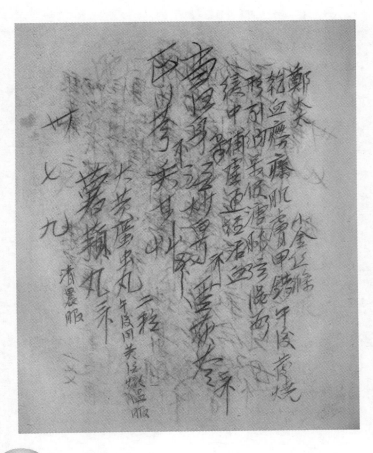

66. 银某，男，三岁，东四九条一百七十七号。

咳嗽发热烦躁渐瘥。

脉浮滑数。

再拟清宣。

杭白菊 _{2钱}	霜桑叶 _{2钱}	嫩前胡 _{钱半}
炒杏仁 _{钱半}	瓜蒌仁 _{2钱}	苦桔梗 _{2钱}
粉甘草 _{3分}	牛蒡子 _{2钱}	新会络 _{钱半}
活芦根 _{2钱}	青连翘 _{1钱}	浙贝母 _{1钱}
南薄荷 _{2分}		

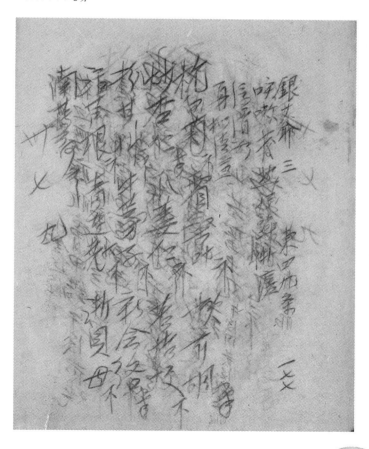

67. 王某，男，西黄城根。

肺胃热盛，咳嗽鼻衄。

脉弦芤。

清肃肺胃。

大玄参 5钱	鲜生地 3钱	黑山栀 1钱
浙贝母 2钱	鲜枇杷叶 去毛布包 5钱	酒黄芩 2钱
肥知母 1钱	侧柏炭 2钱	仙鹤草 2钱

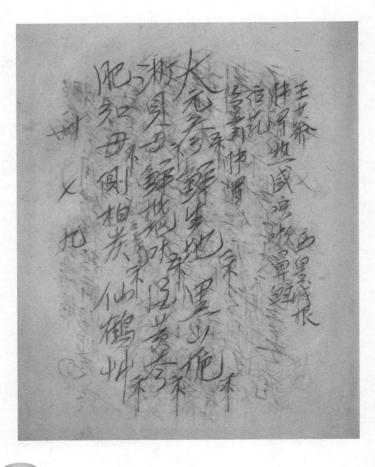

68. 那某，女，鼓楼湾四号。

月事不调，错后。经前腰腿痠疼，腹疼。

脉弦混。

温经汤加减。

当归身 2钱　　正川芎 1钱　　大生地 3钱

桂枝木 3分　　吴茱萸 3分　　贡阿胶 2钱

南红花 1钱　　桃仁泥 2钱　　粉丹皮 2钱

元寸冬 2钱　　法半夏 2钱　　生姜 2片

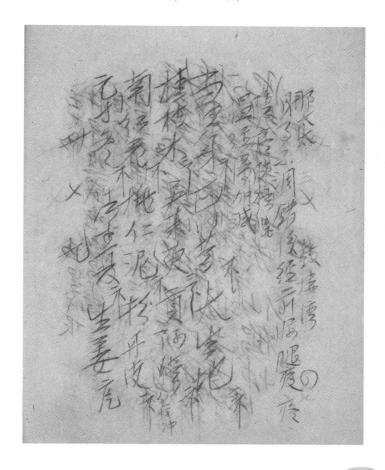

69. 张某，女，酒醋局三十九号。（案 **33** 二诊）

少腹疼痛渐瘥，头晕泛热音哑。

脉弦混数。

和肝解郁，调理冲任。

酒炒白芍 2钱　　金铃子 2钱　　台乌药 1钱

元胡索 钱半　　煅龙骨 3钱　　生牡蛎 5钱

生代赭石 2钱　　川续断 2钱　　白果仁 5枚

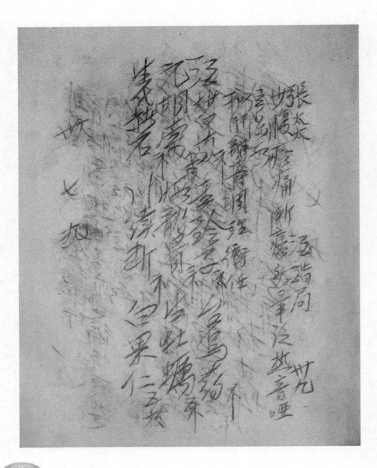

70. 刘某，男，金龙车行。

胃肠蓄热，纳呆疲乏，遍体痠楚，便结溲短。

脉弦紧数。

清理胃肠。

杭白芍 ₂钱　　青连翘 ₂钱　　青竹茹 ₂钱

元寸冬 ₂钱　　鲜石斛 ₃钱　　鸡内金 ₂钱

清宁片 ₂钱　　淡竹叶 ₂钱　　粉甘草 ₅分

细木通 ₁钱　　滑石粉 ₃钱

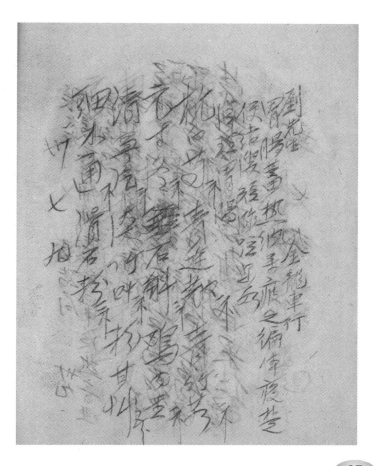

71. 孟某，女，东煤场十一号。（案 5 三诊）

大便虽下，腹胀略消。

脉沉弦。

暂拟五皮饮加减。

生桑白皮 3钱　　大腹皮 3钱　　茯苓皮 3钱

广橘皮 3钱　　冬瓜皮 2钱　　瓜蒌皮 3钱

春砂仁 5分　　沉香曲 钱半　　车前子^{布包} 钱半

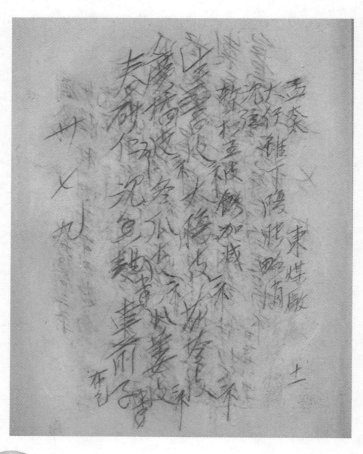

72. 刘某，女，火药局三条。

少腹胀闷，头晕目眩。

脉沉紧。

再拟平肝和胃调经镇逆。

瓜蒌皮 3钱	茯苓皮 3钱	大腹皮 3钱
春砂仁 5分	紫蔻米 5分	鸡内金 2钱
广陈皮 2钱	法半夏 2钱	制香附 2钱
沉香曲 2钱	元胡索 1钱	桂炒白芍 用桂枝水炒透 2钱
台乌药 钱半	广橘络 1钱	钩藤钩 2钱

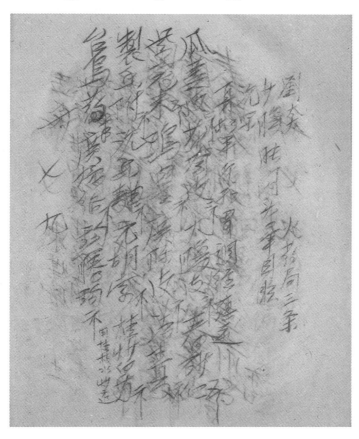

73.常某，女，西内北草厂十三号。

痨瘵虚损，肢体疼痛，结核，右胁隐疼，便溏。

脉弦混数。

平肝理脾。

川柴胡 2钱	酒炒白芍 2钱	钩藤钩 2钱
生牡蛎 3钱	生龙骨 3钱	金铃子 钱半
云茯苓 3钱	生稻芽 2钱	合欢皮 8分

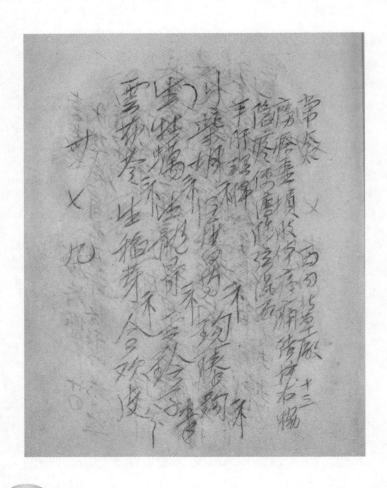

74. 李某，女，油漆作二十四号。

伏热感冒，头疼节疼，形寒发热。

脉浮紧数。

清解。

香薷叶 1钱　鲜佩兰 2钱　忍冬花藤 各2钱

大秦艽 2钱　青连翘 2钱　南薄荷 3分

杭白菊 2钱　淡竹叶 2钱　净蝉蜕 5分

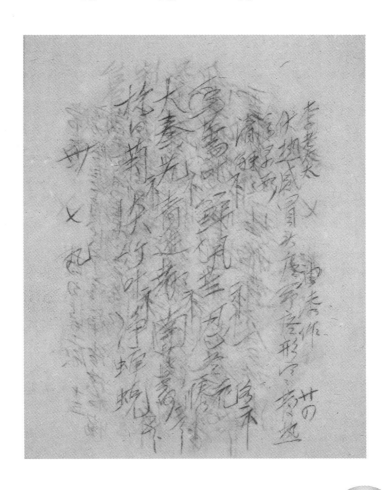

75. 宁某，女，琉璃寺。

饮食失摄，感受时邪。发热，痢疾后重。

关纹色赤，脉浮紧。

疏理二肠，兼祛时邪。

广藿香 2分　　粉葛根 3分　　地榆炭 2钱

广木香 2分　　白通草 2分　　山楂炭 1钱

银花炭 2钱　　姜川连 2分

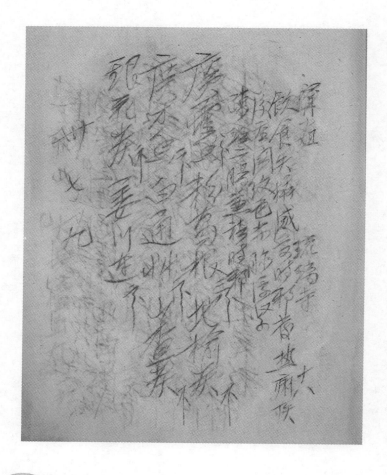

76. 赵某，男，九岁，菊儿胡同十号。

肺胃伏热，感受时邪。发热咳嗽，腹疼泛噁，便溏。
脉两关紧盛。

清宣。

霜桑叶 钱半　　广橘红 钱半　　炒杏仁 钱半

嫩前胡 1钱　　苦桔梗 8分　　粉甘草 5分

牛蒡子 8分　　浙贝母 1钱　　天花粉 2钱

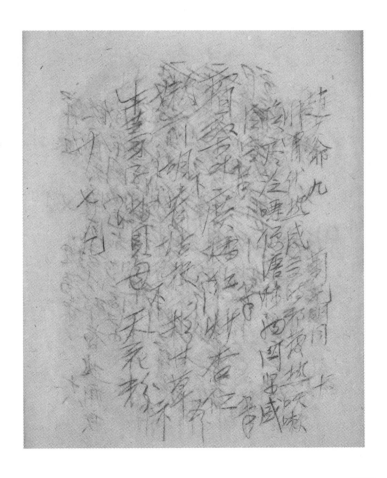

77. 陈某，女，德外冰窖口。

证势详前。

脉弦混略数。

再拟缓中补虚通络活血。

当归须 $_{3钱}$ 　　酒炒白芍 $_{2钱}$ 　　粉丹皮 $_{3钱}$

正川芎 $_{2钱}$ 　　南红花 $_{1钱}$ 　　桃仁泥 $_{2钱}$

生山药 $_{5钱}$ 　　云茯苓 $_{2钱}$ 　　制香附 $_{2钱}$

台乌药 $_{8分}$ 　　法半夏 $_{2钱}$ 　　真血竭 ^{分冲} $_{5分}$

大黄䗪虫丸 ^{午后用黄酒炖温服} $_{2粒}$

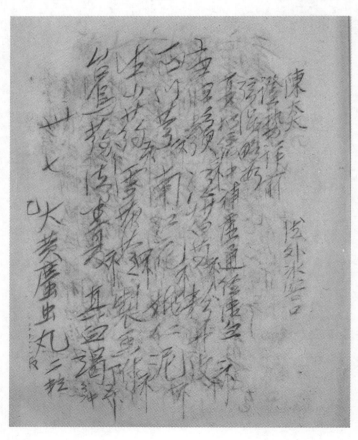

1941年7月10日（卅.七.十）

78. 李某，男，前马厂三十二号。

饮食失摄，兼感时邪。以致发热痢疾。

脉象浮弦数。关纹色赤。

疏理胃肠，兼祛时邪。

广藿香 5分	粉葛根 5分	杭白芍 8分
地榆炭 2钱	银花炭 2钱	山楂炭 1钱
广木香 2分	姜川连 2分	车前子 布包 1钱
姜川朴 3分	北苍术 5分	

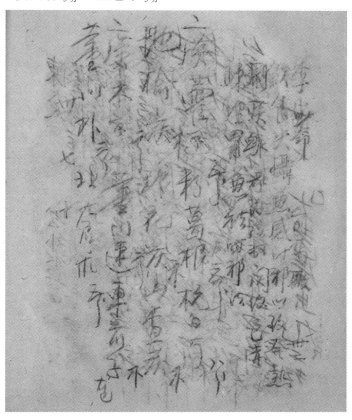

79. 王某，女，北魏胡同。

肝阳上升，以致头晕咽痛，口苦咽干。

脉象弦滑数。

柔肝清热镇逆。

生石决明 5钱	生牡蛎 5钱	生龙骨 5钱
滁菊花 4钱	牛蒡子 1钱	金线重楼 1钱
大白芍 2钱	粉甘草 5分	大元参 3钱
钩藤钩 3钱	生代赭石 2钱	

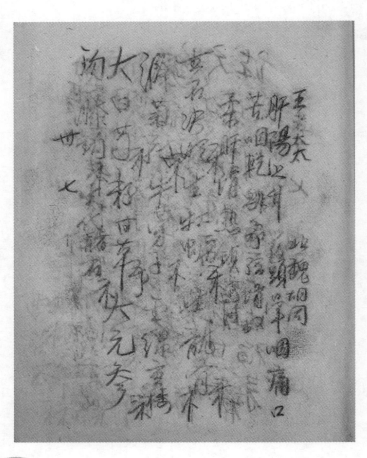

80. 马某，女，前外菜市口。

蓄食挟感，烦愦，口渴喜饮。

脉浮弦数。

祛邪消导法。

鲜佩兰 1钱　　大元参 2钱　　鸡内金 2钱

天花粉 2钱　　滑石块 2钱　　粉甘草 3分

淡竹叶 4钱　　白通草 2分　　生稻芽 1钱

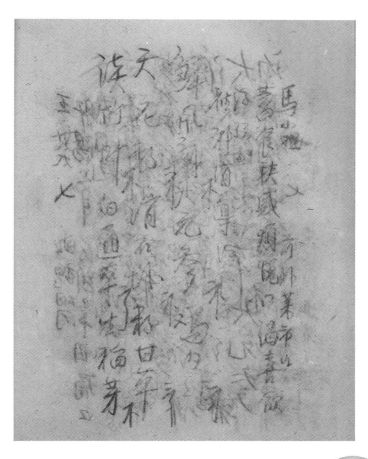

81. 张某，男，巴儿胡同三号。（三诊）

证势向瘳，大便已行。

脉弦芤。

平肝理肺法。

生代赭石 $_2$钱	杭白芍 $_2$钱	北沙参 $_4$钱
生桑白皮 $_3$钱	白茅根 $_5$钱	黑山栀 $_2$钱
侧柏炭 $_3$钱	大小蓟 各$_2$钱	元寸冬 $_2$钱
天门冬 $_2$钱	旱三七 $_8$分	白及末 ^{冲}$_7$分
细生地 $_3$钱	鲜枇杷叶 $_1$钱	贡阿胶 $_2$钱
仙鹤草 $_2$钱	云茯苓 $_3$钱	

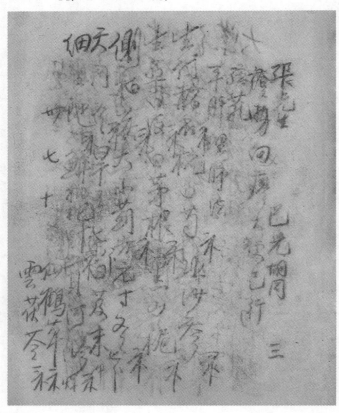

82. 安某，女，中醋胡同。

肝气挟食，以致胸膈痞闷疼痛，泛噁便结。

脉象弦紧。

平肝和胃消导。

生代赭石 2钱　　旋覆花 2钱　　全瓜蒌 2钱

法半夏 2钱　　紫厚朴 2钱　　春砂仁 5分

紫蔻米 5分　　金铃子 2钱　　广陈皮 2钱

大腹皮 3钱　　鸡内金 2钱　　元胡索 钱半

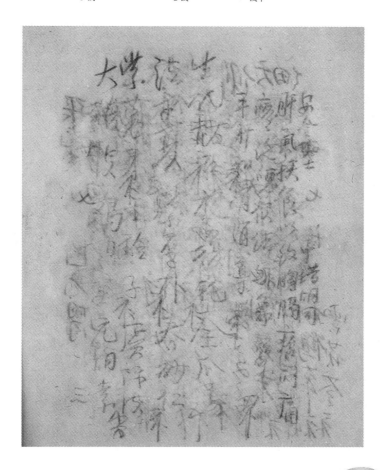

83. 路某，女，王爷佛堂。

疟疾已瘥，胃家蓄热。气逆泛噁不食。

脉象弦滑数。

和胃镇逆法。

炙苏梗 2钱　佩兰梗 8分　云茯苓 5钱

姜竹茹 2钱　姜川连 2分　广陈皮 1钱

粉甘草 5分　杭白芍 2钱　鲜石斛 2钱

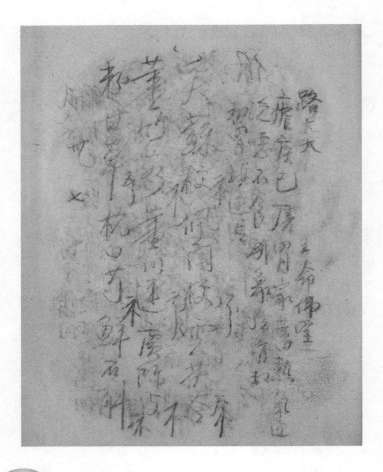

84. 武某，女，东内手帕胡同。

头痛已瘥，尚晕泛噁，口渴纳呆。

脉象弦滑数。

再拟和胃镇逆法。

炙苏梗 2钱	姜竹茹 3钱	鲜石斛 2钱
元寸冬 2钱	杭白芍 2钱	大腹皮 3钱
佩兰梗 8分	粉甘草 5分	丝瓜络 2钱

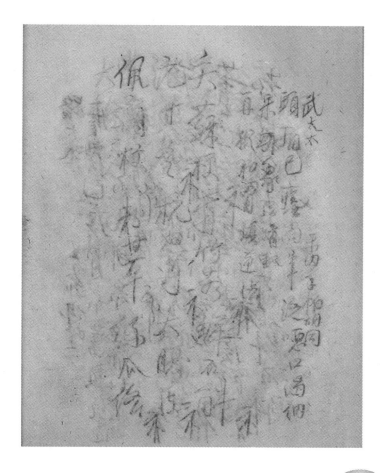

85. 萧某，男，东直门大街。

肝胆火热上升，以致头痛耳疼。

脉弦数。

清泻肝胆法。

生石决明 2钱半　　龙胆草 1钱　　炒栀子 钱半

粉甘草 5分　　滁菊花 4钱　　杭白芍 2钱

细木通 1钱　　青连翘 2钱

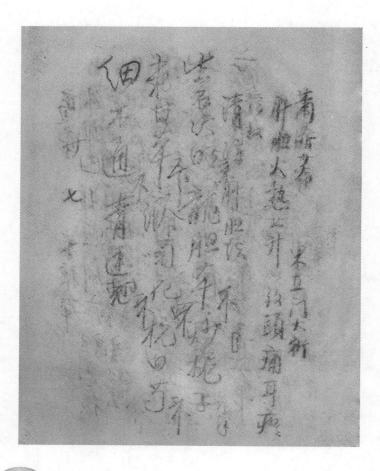

86. 高某，男，米粮库。

外邪已解，惟痢疾里急后重，泛噁、呕吐、纳呆。

脉象弦紧。

和胃肠祛时邪法。

杭白芍 3钱　　地榆炭 3钱　　银花炭 2钱

山楂炭 2钱　　广木香 5分　　姜川连 5分

广藿香 2钱　　鲜佩兰 2钱　　白通草 5分

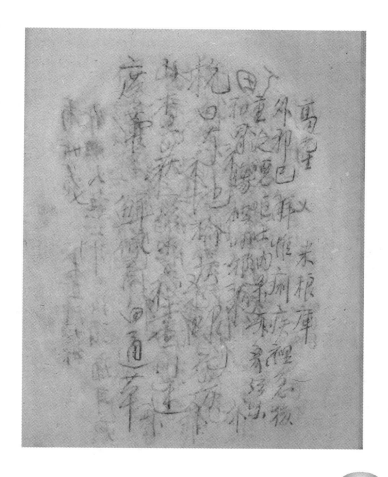

87. 李某，女，北池子。

证势向瘥。

脉弦滑数。

再拟平肝，和胃，肃肺法。

生石决明 _{3钱}	生代赭石 _{3钱}	金铃子 _{2钱}
酒炒杭芍 _{2钱}	滁菊花 _{4钱}	钩藤钩 _{2钱}
鸡内金 _{2钱}	鲜石斛 _{3钱}	生稻芽 _{2钱}
紫厚朴 _{5分}	瓜蒌皮 _{3钱}	

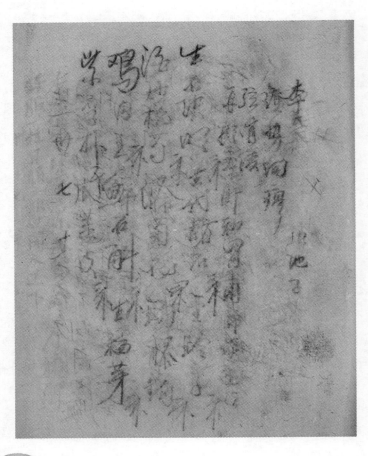

88. 赵某，男，父子药房。

闷气动肝，兼受暑邪。胸闷，两胁刺疼，头晕节痠，午后发热。

脉弦数，左关略浮。

暂拟逍遥散加减。

川柴胡 2钱　　酒炒白芍 2钱　　粉丹皮 2钱

金铃子 2钱　　新会络 2钱　　滁菊花 3钱

鲜佩兰 2钱　　元胡索 钱半　　生稻芽 2钱

瓜蒌皮 3钱　　六一散 包煎 3钱

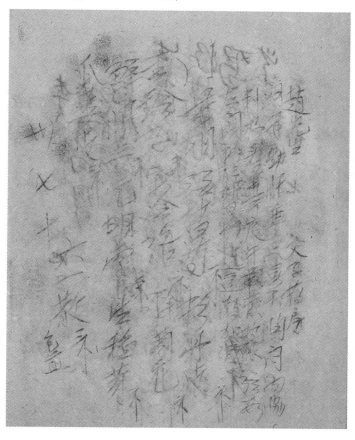

89. 潘某，女。

痨瘵，形削烦冤，居经四载。

脉弦混数。

和肝养血，调肾健胃。

金毛狗脊 8钱	当归身 8钱	生山药 1两
酒炒白芍 5钱	大生地 1两	真阿胶 5钱
冬虫夏草 8钱	耳环石斛 1两	云茯苓 8钱
炙甘草 2钱	山萸肉 5钱	蒸百部 2钱
水獭肝 11具		

右上为细末，炼蜜为丸，每丸两钱，每服一粒，日服两次，白开水送下。

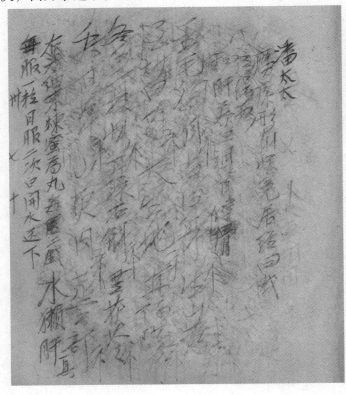

90. 张某，女，酒醋局三十九号。（案33 三诊）

少腹疼痛，头晕，音哑，烦躁。

脉弦紧混数。

再拟和肝解郁，调理冲任。

酒炒白芍 2钱	金铃子 2钱	台乌药 1钱
元胡索 2钱	煅龙骨 3钱	生牡蛎 5钱
生代赭石 3钱	川续断 2钱	当归身 钱半
紫石英 2钱	制乳香 包煎 钱半	制没药 包煎 钱半

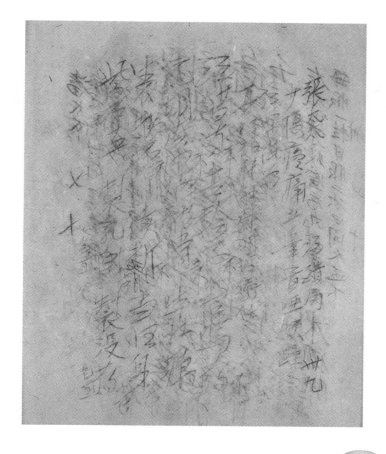

91. 李某，男，小水车胡同。

伤风已瘥，宿恙待理。

脉弦滑缓。

平肝理肺健胃。

杭白芍 2钱	生代赭石 2钱	北沙参 3钱
川贝母 2钱	杭白芍 2钱	云茯苓 3钱
化橘红 2钱	元寸冬 2钱	天门冬 2钱
霜桑叶 3钱	杭白菊 3钱	冬虫夏草 2钱
蒸百部 8分	水獭肝（自有）研分冲 钱半	

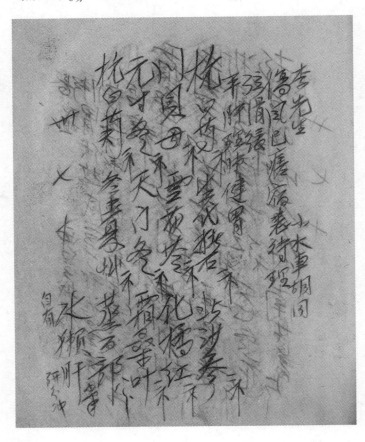

92. 张某，女，西皇城根。

肺胃伏热，感受时邪。头晕节痠，发热咳嗽，口苦而干，咽痛。

脉浮数。

清宣。

霜桑叶 3钱　　杭白菊 3钱　　嫩前胡 2钱

牛蒡子 1钱　　苦桔梗 钱半　　金线重楼 8分

浙贝母 2钱　　广橘红 钱半　　忍冬花 2钱

粉甘草 5分　　炒杏仁 钱半　　南薄荷 2分

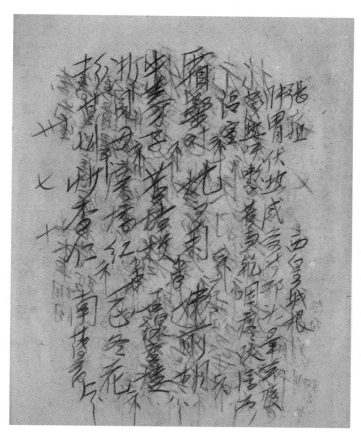

93. 陶某，女，西海西河沿。

肺失清肃，咳嗽，胸际隐疼，痰中夹血，心中懊恼，烦躁，午后微烧，汛期适至。

脉弦紧数。

清肃肺金。

霜桑叶 3钱　　杭白菊 3钱　　新会络 3钱

金铃子 2钱　　炒杏仁 2钱　　白茅根 3钱

侧柏炭 2钱　　活芦根 1钱　　法半夏 2钱

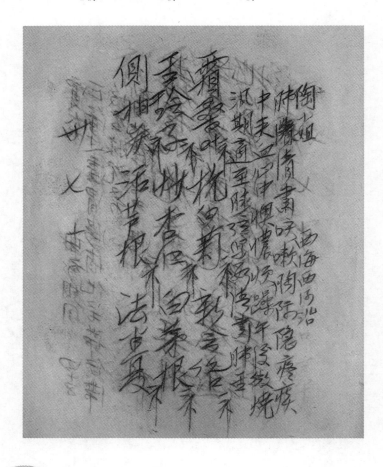

94. 贾某，女，谢家胡同四十五号。

正气过虚，胃肠消化呆滞，便滞后重。

脉沉紧。

暂拟疏理胃肠。

土炒枵术 钱半	杭白芍 2钱	川柴胡 1钱
炙甘草 5分	芽桔梗 2钱	山楂炭 2钱
地榆炭 2钱	北苍术 钱半	川厚朴 2分

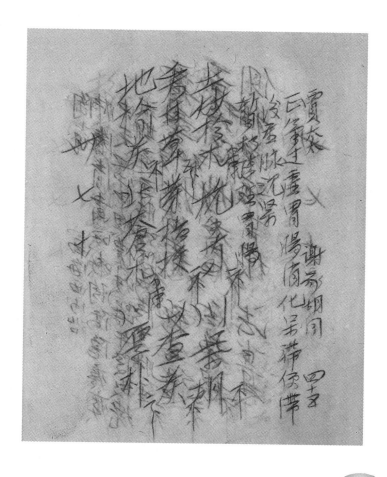

95. 田某，女，宣内教育部口一百八十号。

肝阳挟湿热上蒸。头晕耳鸣，中耳炎肿。胸膈痞闷，呃逆。

脉弦滑数。

柔肝镇逆，清利湿热。

生石决明 5钱	滁菊花 3钱	细木通 1钱
飞青黛 布包 3钱	青连翘 2钱	全瓜蒌 3钱
龙胆草 8分	粉甘草 5分	鲜石斛 2钱

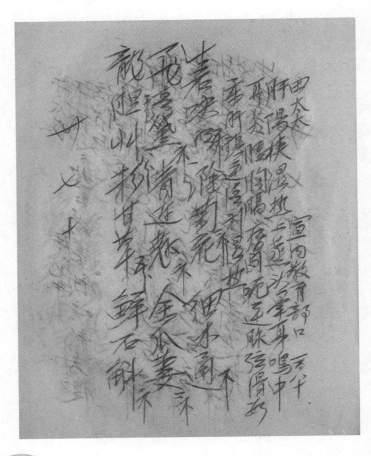

96. 于某，女，广化寺。

午后寒热，口渴喜饮，咳嗽喘促。

脉弦滑数。

再拟清宣肃利。

杭白菊 ₃钱　　嫩前胡 ₂钱　　炒杏仁 ₂钱

南苏子 ₈分　　天花粉 ₃钱　　新会络 ₂钱

浙贝母 ₂钱　　霜桑叶 ₃钱　　青连翘 ₂钱

牛蒡子 ₁钱　　活芦根 ₃钱

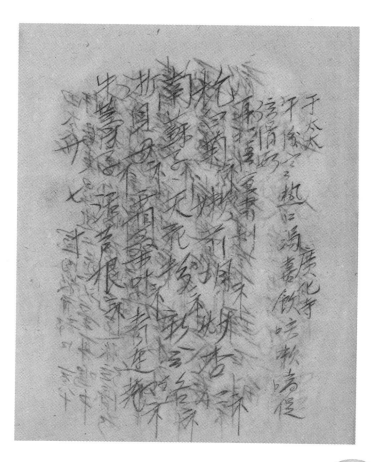

97. 郑某，女，小金丝绦。（案 65 二诊）

证势详前。

脉弦混数。

再拟缓中补虚，通经活血。

当归身_{钱半}	酒炒白芍 ₂钱	云茯苓 ₃钱
正川芎 ₁钱	炙甘草 ₅分	地骨皮 ₃钱
粉丹皮 ₂钱	制鳖甲 ₃钱	鸡内金 ₂钱
大黄䗪虫丸^{午后黄酒炖温服} ₂粒	薯蓣丸^{清晨服} ₃钱	

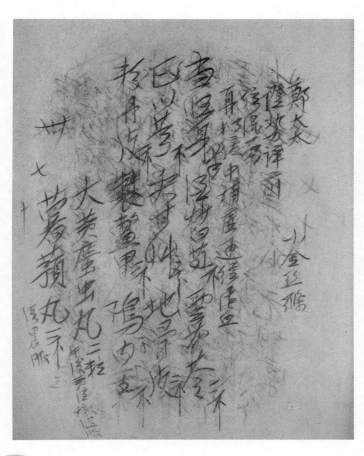

98. 常某，女，西内北草厂十三号。

证势向瘥，四肢疼痛略减。

脉弦混略数。

再拟平肝理脾。

川柴胡 $_{2钱}$	酒炒白芍 $_{4钱}$	钩藤钩 $_{3钱}$
生牡蛎 $_{5钱}$	生龙骨 $_{5钱}$	金铃子 $_{2钱}$
云茯苓 $_{3钱}$	生稻芽 $_{2钱}$	合欢皮 $_{8分}$
生山药 $_{3钱}$	宣木瓜 $_{2钱}$	元胡索 $_{8分}$

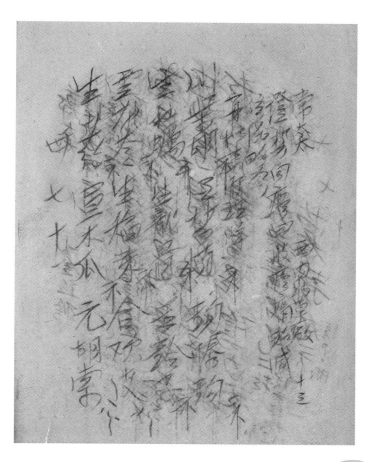

99. 朱某，女，香山。

肝郁不疏，肺热伤风。头晕疼，节痠楚。午后发热，胸闷烦冤。

脉弦滑数，左关略浮。

清宣肃利。

杭白菊 3钱	霜桑叶 3钱	青连翘 2钱
炒杏仁 2钱	酒黄芩 钱半	嫩前胡 3钱
广橘络 2钱	活芦根 2钱	全瓜蒌 3钱
苦桔梗 钱半	粉甘草 5分	忍冬花 3钱

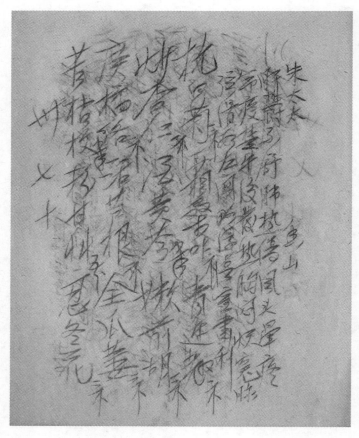

100. 王某，女，下窑子十五号。（案 14 二诊）

咳嗽渐瘥，惟腹疼便泄。

脉弦紧混数。

和肝理肺，调胃整肠。

酒炒白芍 2钱	炒杏仁 钱半	广橘红 2钱
金铃子 钱半	浙贝母 2钱	霜桑叶 2钱
云茯苓 3钱	大腹皮 3钱	北苍术 2钱
川厚朴 5分		

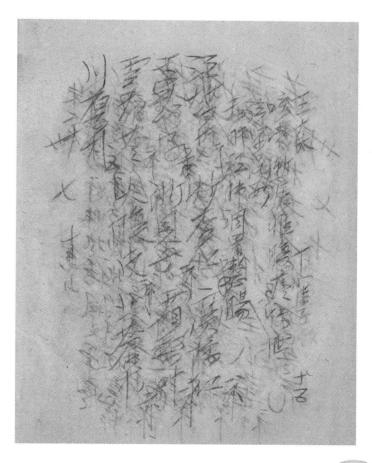

101. 于某，男，东集成。

咳嗽，胸际隐疼。

脉弦细滑缓。

再拟平肝理肺。

生代赭石 5钱	杭白芍 2钱	北沙参 4钱
杭白菊 3钱	霜桑叶 3钱	浙贝母 3钱
蒸百部 1钱	广橘红 2钱	元寸冬 2钱
天门冬 2钱	生山药 2钱	云茯苓 2钱
金铃子 1钱	贡阿胶 烊化冲 2钱	新会络 钱半
水獭肝 研分冲 钱半		

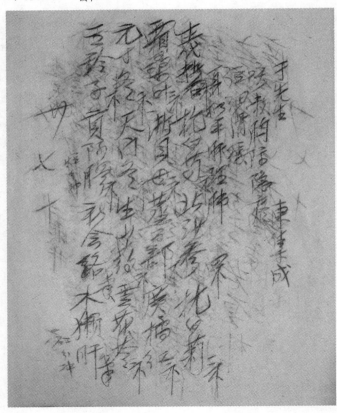

102. 李某，女，二眼井六号。（复诊）

证势向瘳。

脉弦缓。

再拟和肝解郁。

川柴胡 钱半	酒炒白芍 2钱	粉丹皮 3钱
土炒白术 2钱	云茯苓 3钱	生稻芽 2钱
鲜佩兰 2钱	合欢皮 8分	佛手片 5分
当归身 2钱	鸡内金 2钱	老厚朴 3分
广陈皮 8分	六神曲 钱半	

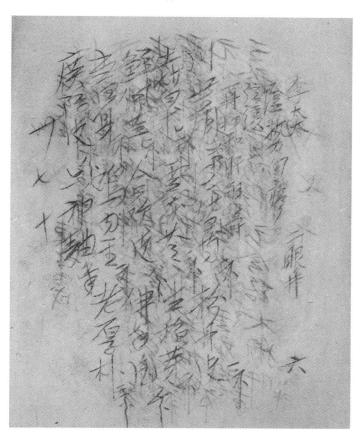

103. 刘某，女，火药局三条。(案 72 二诊)

证势向瘳，惟呃逆胸闷。

脉弦紧。

平肝和胃，调经镇逆。

瓜蒌皮 3钱	大腹皮 3钱	茯苓皮 3钱
春砂仁 5分	紫蔻米 5分	鸡内金 2钱
法半夏 3钱	沉香曲 2钱	元胡索 1钱
台乌药 钱半	广橘络 1钱	生代赭石 3钱
旋覆花 布包 2钱	桂炒白芍 用桂枝水炒透 2钱	

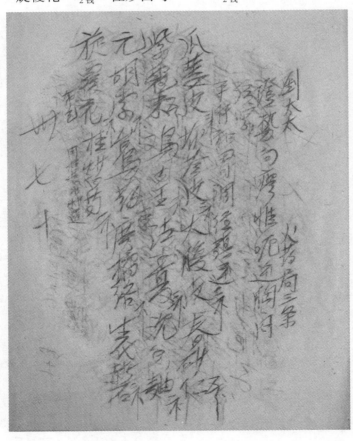

104. 宁某，女，交道口二条四十一号。（案 **40** 二诊）

证势向瘥，惟心中懊恢。

脉弦滑。

和中祛邪。

鲜佩兰 3钱　　鲜藿香 2钱　　薄荷梗 3分

粉甘草 5分　　青连翘 2钱　　忍冬花 2钱

滑石粉 3钱　　青竹茹 3钱　　春砂仁 3分

金石斛 2钱　　赤茯苓 3钱　　炒栀子 8分

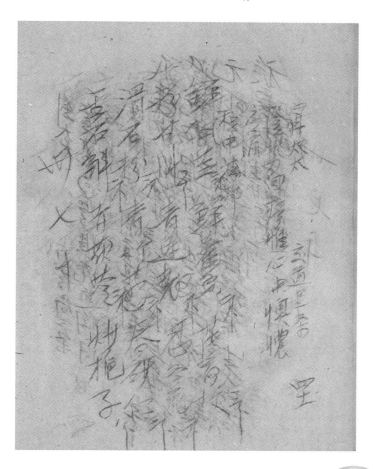

105. 王某，男，北锣鼓巷。

腹胀渐消，肢体麻木已减。惟泛热，消化呆滞。

脉弦滑缓。

和肝胃，利湿邪。

大豆黄卷 2钱	生薏米 2钱	宣木瓜 5钱
钩藤钩 3钱	炒莱菔子 8分	赤茯苓 3钱
大腹皮 3钱	白通草 3分	广陈皮 3钱
紫厚朴 1钱	沉香曲 钱半	炒稻麦芽 各钱半
焦神曲 2钱	车前子 布包 2钱	全蟋蟀 2对

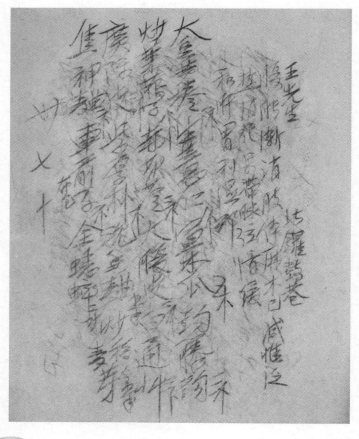

106. 申某，女，草厂六十九号。

肝热受风，头疼，心中懊侬。

脉浮弦数。

防风茶调散加减。

香白芷 1钱　　软防风 1钱　　　正川芎 1钱

杭白菊 1钱　　南薄荷 2分　　　粉甘草 2分

钩藤钩 钱半　　龙井茶叶 ^{冲兑} 1钱

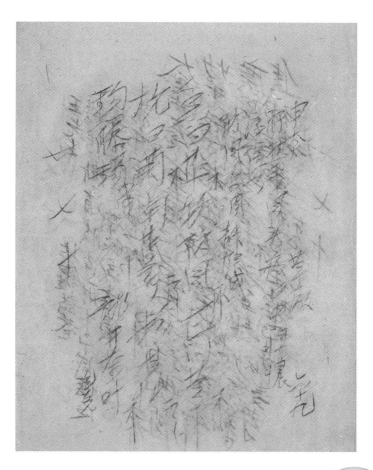

107. 那某，女，鼓楼湾四号。

饮食失摄，腹疼便泄，呕吐。

脉弦紧。

和胃肠，祛时邪。

广藿香 2钱	姜川朴 8分	鲜佩兰 2钱
大腹皮 2钱	赤茯苓 2钱	广陈皮 1钱
白通草 5分	法半夏 2钱	北苍术 钱半

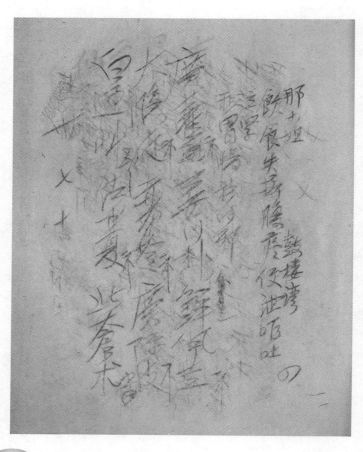

108. 赵某，男，菊儿胡同。

证势详前。

脉两关紧盛。

再拟清宣。

霜桑叶_{钱半}　广橘红_{2钱}　炒杏仁_{2钱}

嫩前胡_{钱半}　苦桔梗_{8分}　粉甘草_{5分}

牛蒡子_{8分}　浙贝母_{1钱}　天花粉_{2钱}

云茯苓_{1钱}

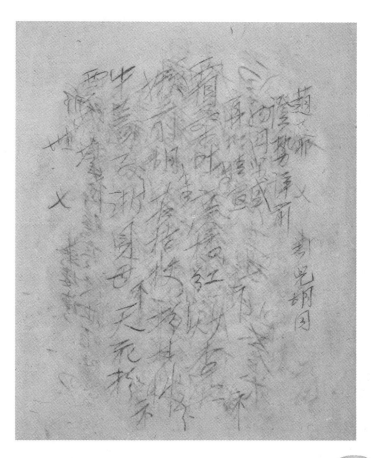

109. 任某，男，广通蔚。

郁闷不舒，复因努力，致吐血咳嗽。

脉象弦芤。

平肝解郁，调气止血法。

生代赭石 ₃钱　　杭白芍 ₂钱　　侧柏炭 ₃钱

旱三七 ₈分　　白茅根 ₅钱　　地榆炭 ₃钱

贡阿胶 ₂钱　　细生地 ₃钱　　大小蓟炭 ₂钱

仙鹤草 ₃钱　　回生第一仙丹 ₂付

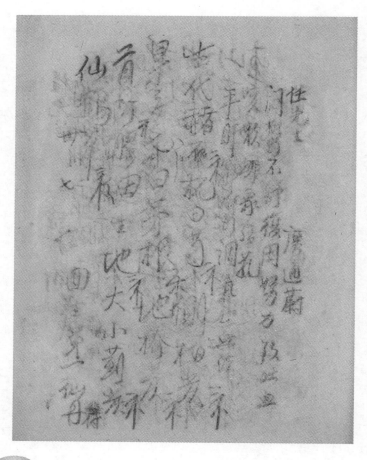

110. 程某，男，赵府街。

痢疾渐瘥，里热仍盛。溲短而混，少腹胀痛。

脉象弦数。

疏理二肠法。

杭白芍 3钱	地榆炭 3钱	银花炭 5钱
生地炭 2钱	广木香 5分	姜川连 2分
山楂炭 2钱	芽桔梗 1钱	花槟榔 3钱
车前子^{布包} 3钱	建泽泻 2钱	麸炒枳壳 1钱

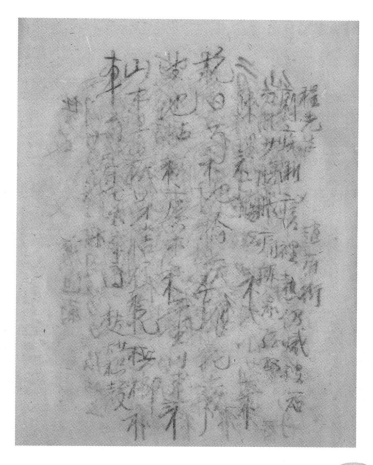

1941年7月11日（卅·七·十一）

111. 宋某，男，安内五道营小二条。

肺痨，胃气逆，致午后发热，头晕咳嗽。曾经咳血，泛噁。

脉象弦滑数。

和胃，补肺，平肝。

生代赭石 3钱	杭白芍 2钱	白茅根 5钱
元寸冬 2钱	滁菊花 4钱	霜桑叶 3钱
肥知母 2钱	地骨皮 2钱	天门冬 2钱
细生地 3钱	鲜枇杷叶去毛布包 3钱	

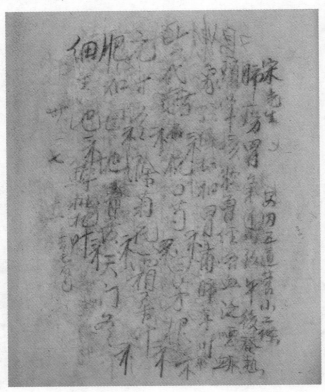

112. 张某，女，后门西皇城根。

蓄食兼感，以致午后发热，烦悗。

脉弦数左关浮。

清解消导法。

香薷叶 2钱　　广藿香 2钱　　南薄荷 3分

嫩银花 3钱　　青连翘 2钱　　生稻芽 钱半

鸡内金 2钱　　鲜佩兰 2钱

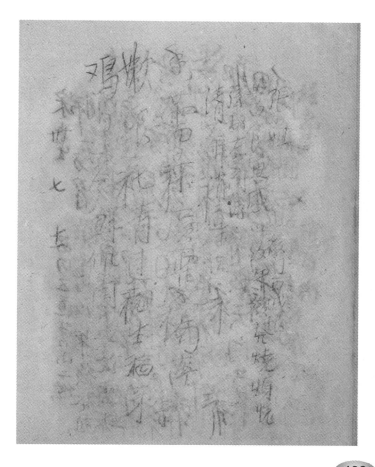

113. 吴某，男，大学夹道。

肝气横逆，伏热感冒。以致头晕痛节痠楚，口疮，胸际隐痛，溲黄。

脉象浮弦数。

和肝，解郁，解表法。

杭白菊 3钱	忍冬花藤 各2钱	青连翘 2钱
金铃子 钱半	鲜佩兰 3钱	新会络 2钱
淡竹叶 2钱	牛蒡子 1钱	鲜荷叶 2钱

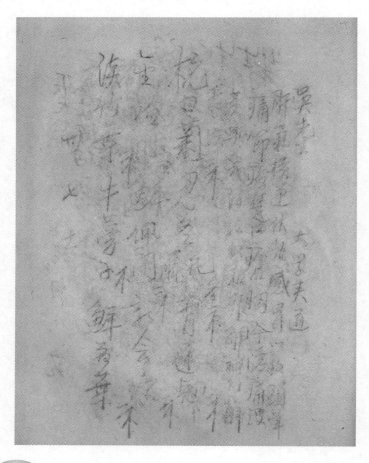

114. 张某，女，酒醋局三十九号。（案 33 四诊）

证势向瘥。

脉弦紧近缓。

再拟和肝解郁，调理冲任。

酒炒杭芍 3钱　　当归身 2钱　　正川芎 1钱

台乌药 2钱　　金铃子 2钱　　元胡索 钱半

生代赭石 2钱　　厚杜仲 2钱　　川续断 2钱

生牡蛎 3钱　　紫石英 3钱　　制乳香 研布包 钱半

制没药 钱半　　煅龙骨 3钱

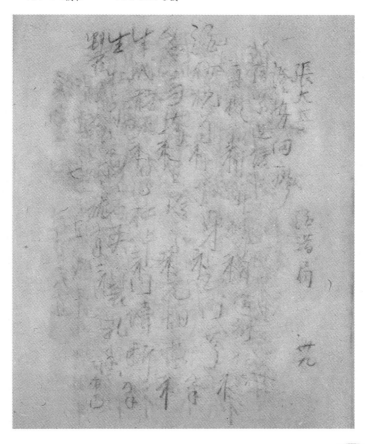

115. 盛某，女，东内手帕口胡同。

证势向瘳，惟肝热上蒸，右偏头痛。

脉象弦滑数。

平肝，和胃，镇逆法。

杭白芍 2钱	滁菊花 3钱	炙苏梗 1钱
青竹茹 2钱	鲜石斛 2钱	鲜佩兰梗 8分
钩藤钩 钱半	丝瓜络 2钱	大腹皮 2钱
元寸冬 2钱	天花粉 2钱	

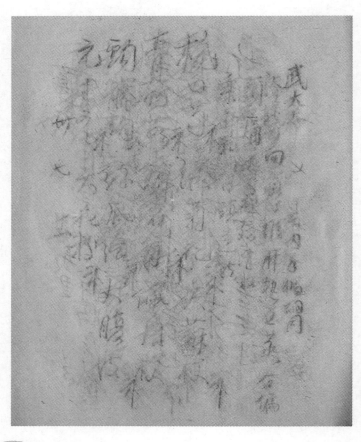

116. 罗某，女，福寿里二十五号。

居经两月，恐系妊娠。胸膈痞闷，腹胀泛恶，纳呆烦躁。

脉弦滑。

和肝解郁，安胎调胃。

云茯苓 3钱	当归身 2钱	炙苏梗 3钱
大腹皮 3钱	春砂仁 2分	丝瓜络 2钱
杭白芍 2钱	菟丝子 钱半	生姜汁 数滴

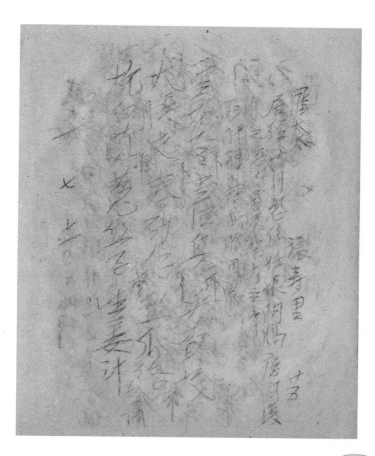

117. 孙某，男，刚察胡同。

肺热伤风，发热，咳嗽，痰鸣，便滞。

脉浮数，关纹紫赤。

清宣。

霜桑叶 钱半　　杭白菊 钱半　　嫩前胡 1钱

炒杏仁 1钱　　牛蒡子 7分　　苦桔梗 5分

粉甘草 2分　　新会络 1钱　　活芦根 钱半

广橘红 1钱

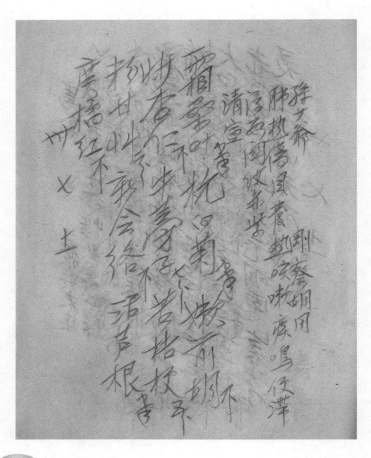

118. 马某，女，聚兴米庄。（案 2 三诊）

证势向瘥，惟头晕心悸。

脉弦滑数。

平肝解郁，醒神镇痉。

生龙骨 5钱	生牡蛎 5钱	生代赭石 3钱
滁菊花 5钱	清半夏 3钱	钩藤钩 3钱
石菖蒲 2钱	远志肉 1钱	大白芍 2钱
紫厚朴 1钱	金铃子 2钱	紫蔻米 5分
赤芍药 2钱	玉蝴蝶 8分	元胡索 钱半
生石决明 2钱	灵磁石 2钱	明天麻 钱半

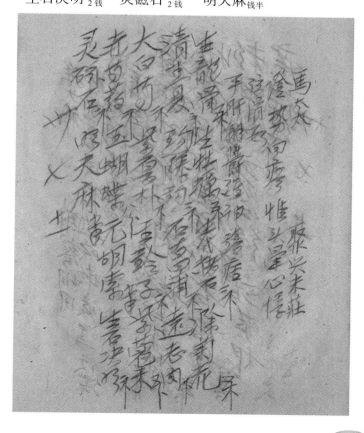

119. 李某，女，二眼井六号。（案 49 三诊）

证势向瘳。

脉弦滑数。

再拟和肝解郁。

川柴胡_{钱半}	酒炒白芍 2钱	粉丹皮 3钱
土炒白术 2钱	云茯苓 3钱	鲜佩兰 2钱
合欢皮 8分	佛手片 8分	当归身 2钱
鸡内金 2钱	老厚朴 3分	广陈皮 8分
六神曲_{钱半}	抱木茯神 3钱	炒谷稻芽 各钱半

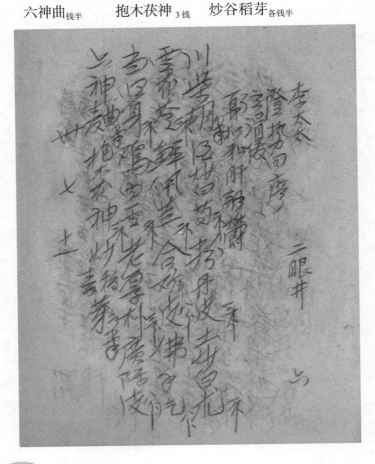

120.蒋某，女，南下洼子二十九号。

百日咳嗽，顿呛，呕哕，面赤。

脉滑数。

和肝理肺。

广橘红络_{各钱半}　炒杏仁_{钱半}　　法半夏_{2钱}

嫩前胡_{1钱}　　　旱莲草_{1钱}　　大小蓟_{1钱}

白茅根_{钱半}　　　川贝母_{钱半}　　青竹茹_{钱半}

款冬花_{1钱}　　　紫菀绒_{1钱}　　荷叶边_{1钱}

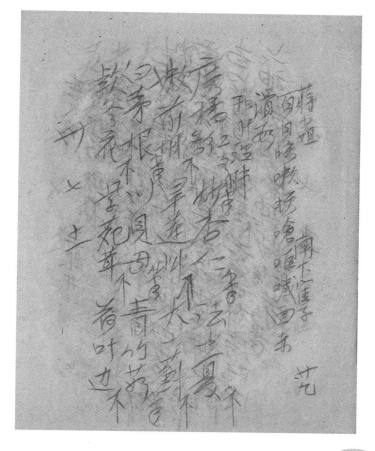

121. 杨某，女，箭杆胡同一号。

肺痨，咳嗽形削，左胁隐疼，口渴纳呆，居经三月，午后寒热。

脉弦细混数。

平肝理肺。

生代赭石 3钱	杭白芍 2钱	北沙参 3钱
细生地 2钱	元寸冬 2钱	天门冬 2钱
冬虫夏草 2钱	生牡蛎 5钱	天花粉 3钱
贡阿胶 分烊冲 2钱	地骨皮 3钱	水獭肝 研分冲 钱半

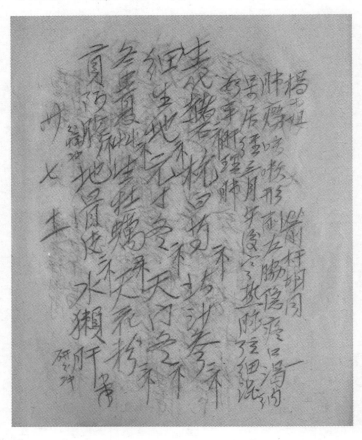

122. 马某，女，东吉祥胡同。

肺热伤风，头晕鼻鸣，咳嗽发热，便溏。

脉浮弦紧。

清宣。

杭白菊 ₃钱　　霜桑叶 ₃钱　　嫩前胡 ₂钱

牛蒡子 ₁钱　　炒杏仁 ₂钱　　苦桔梗 钱半

广橘红 ₂钱　　新会络 钱半　　粉甘草 ₅分

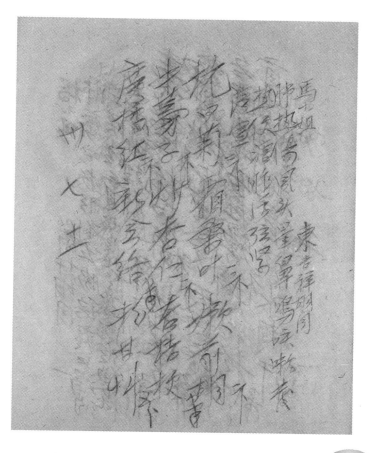

123. 冯某，女，米粮库。

宿食未尽，烦冤微热。

脉沉紧。关纹弯向劳宫。

平胃散加减。

姜川朴 $_{1钱}$	北苍术 $_{2钱}$	广陈皮 $_{8分}$
炙甘草 $_{3分}$	大腹皮 $_{2钱}$	焦三仙 $_{2钱}$
白通草 $_{3分}$	鸡内金 $_{2钱}$	

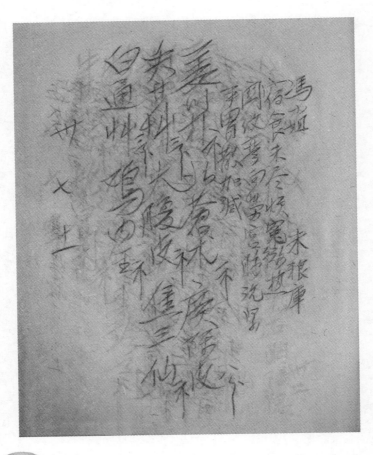

124. 孟某，女，东煤场十一号。（案 5 三诊）

证势向瘥。

脉弦缓。

再拟五皮饮加减。

生桑白皮 3钱　　大腹皮 3钱　　茯苓皮 5钱

广陈皮 3钱　　冬瓜皮 2钱　　瓜蒌皮 5钱

春砂仁 5分　　车前子 布包 钱半　　全蟋蟀 3对

结猪苓 钱半　　淡泽泻 2钱

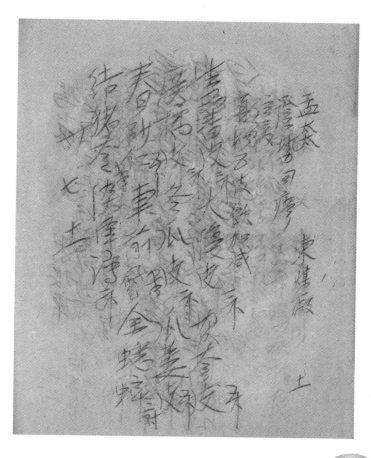

125. 李某，女，内务部街三十二号。

感受外邪，伤风咳嗽，右胸际隐疼，痰饮过盛。

脉浮弦数。

清宣肃利。

霜桑叶 $_{3钱}$	广橘红 $_{2钱}$	法半夏 $_{2钱}$
嫩前胡 $_{2钱}$	苦桔梗 $_{钱半}$	粉甘草 $_{5分}$
炒杏仁 $_{2钱}$	瓜蒌仁 $_{2钱}$	金铃子 $_{1钱}$
牛蒡子 $_{2钱}$	杭白菊 $_{2钱}$	

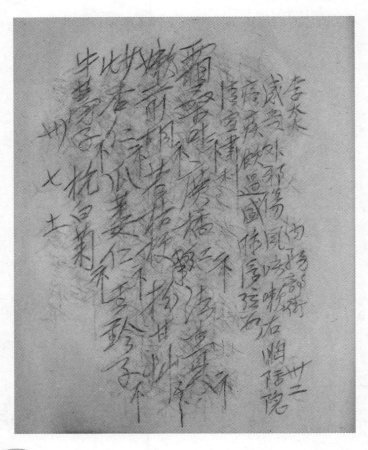

126. 王某，男，西皇城根。

咳嗽频仍，午夜过甚。

脉弦芤数。

再拟清肃肺胃。

生桑白皮 3钱　　枇杷叶 3钱　　浙贝母 2钱

广橘红 2钱　　大元参 3钱　　天花粉 3钱

炒杏仁 钱半　　酒黄芩 钱半　　侧柏炭 3钱

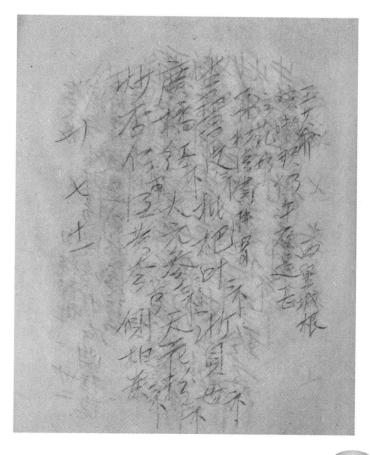

127. 朱某，女，吉祥胡同三号。

肝气横逆，胃家受侮。胸膈痞闷，左胁隐疼，纳呆。
脉弦紧。

平肝和胃。

生代赭石 ₃钱　　　旋覆花 ᵇ⁷⁵⁰ ₂钱　　　金铃子 ₂钱

厚朴花 钱半　　　鸡内金 ₂钱　　　广陈皮 钱半

炒稻麦芽 各钱半　　赤茯苓 ₃钱　　　钩藤钩 ₂钱

春砂仁 ₅分　　　紫蔻米 ₅分

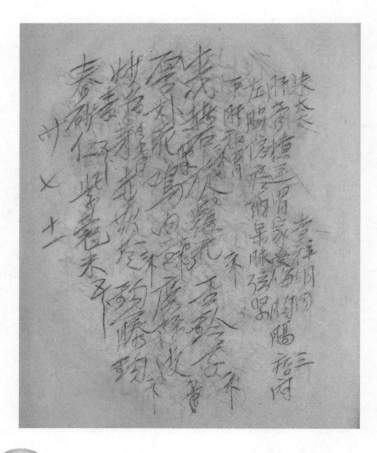

128. 李某，男，一中。

寒疝，睾丸上抽。

脉沉紧。

茴香橘核法。

小茴香 1钱　橘子核 3钱　荔枝核 3钱

山楂核 2钱　制青皮 1钱　广木香 5分

花槟榔 1钱　炒枳壳 1钱　川楝子 钱半

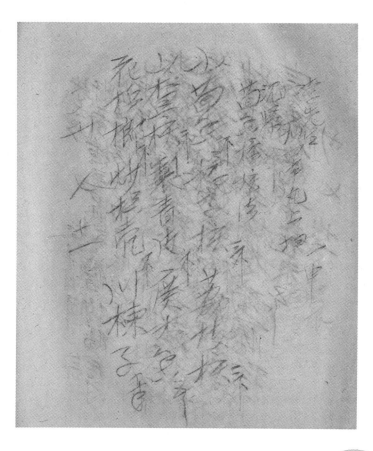

129. 张某，男，宝钞胡同十四号。

痢疾后重，脘疼纳呆。

脉沉弦紧。

疏理肠胃。

姜川朴 1钱	北苍术 2钱	地榆炭 3钱
杭白芍 2钱	山楂炭 钱半	广木香 5分
姜川连 3分	花槟榔 2钱	炒枳壳 1钱
车前子 布包 钱半		

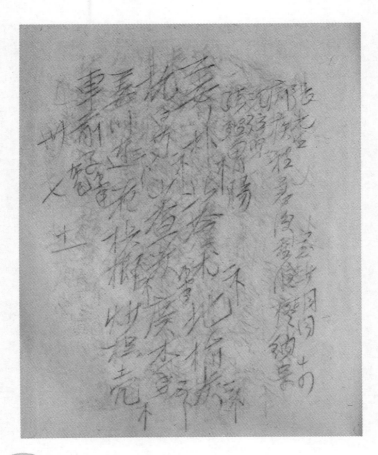

130. 赵某，男，祥盛德。

疟疾热多寒少，口渴溲赤。

脉弦数。

疏理少阳。

川柴胡 2钱	条黄芩 2钱	青连翘 3钱
忍冬花 3钱	粉甘草 5分	淡竹叶 2钱
天花粉 3钱	滑石块 3钱	鲜荷叶 2钱
鲜西瓜翠 3钱		

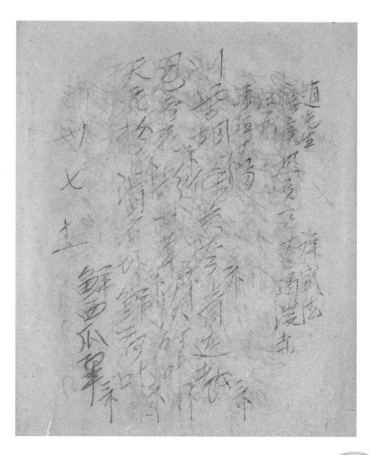

131. 刘某，女，火药局三条。（案 72 三诊）

证势向瘳。

脉弦紧。

再拟平肝和胃，调经镇逆。

瓜蒌皮 _{3钱}　　茯苓皮 _{3钱}　　大腹皮 _{3钱}

春砂仁 _{5分}　　紫蔻米 _{5分}　　鸡内金 _{2钱}

法半夏 _{3钱}　　沉香曲 _{2钱}　　元胡索 _{2钱}

台乌药 _{2钱}　　广橘络 _{1钱}　　桂炒白芍^{用桂枝水炒透} _{2钱}

生牡蛎 _{5钱}　　川抚芎 _{1钱}

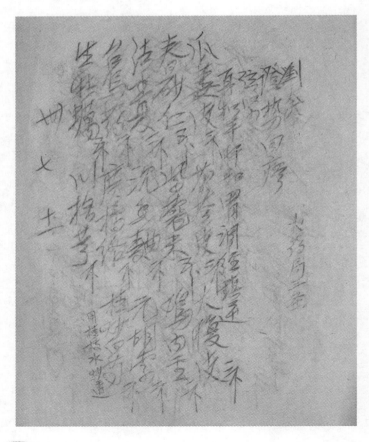

132. 任某，女，东轿杆胡同四号。

胃肠消化不良，便泄后重，不得矢气。

脉沉弦紧。

和胃整肠。

姜川朴 1钱　　北苍术 2钱　　广陈皮 1钱

大腹皮 3钱　　茯苓皮 3钱　　春砂仁 5分

沉香曲 钱半　　白通草 5分

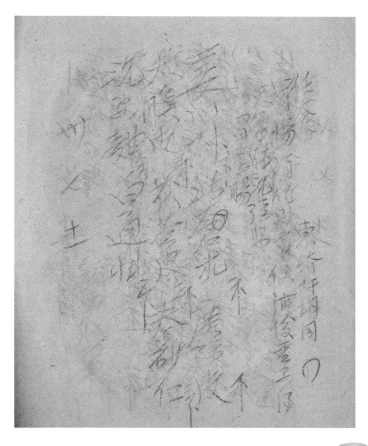

133. 刘某，男，箍筲胡同。（案 42 二诊）

证势向瘳。

脉弦滑缓。

再拟逍遥散加减。

川柴胡 2钱　　酒炒白芍 2钱　　土炒白术 1钱

云茯苓 3钱　　当归身 钱半　　鸡内金 2钱

粉甘草 3分　　佛手片 8分　　沉香曲 8分

合欢皮 8分　　鲜佩兰 1钱　　煨姜 1片

薄荷 1分

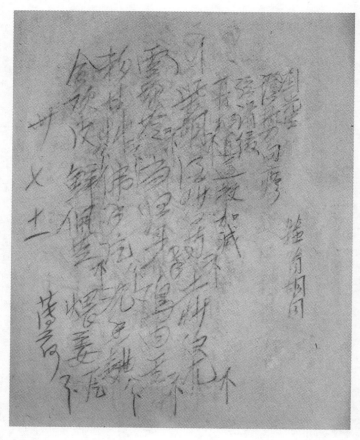

134. 田某，女，赵府街。

感冒受时邪以致头晕发热，胸闷，脘腹时痛，呕吐。

脉象浮数。

芳香祛邪法。

鲜藿香 3钱　　鲜佩兰 3钱　　薄荷梗 5分

广陈皮 1钱　　大腹皮 1钱　　紫厚朴 8分

白通草 5分　　赤茯苓 2钱　　鲜荷叶 2钱

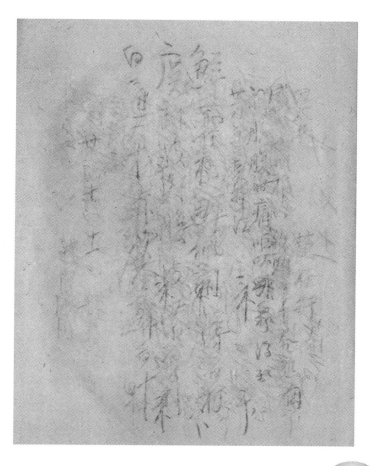

135. 金某，女，武平侯。

呃逆不畅，吞酸泛辣，脘疼已瘥。

脉弦混缓。

再拟平肝和胃理脾。

生代赭石 2钱	旋覆花 布包 钱半	法半夏 2钱
杭白芍 2钱	川楝实 钱半	紫厚朴 8分
赤茯苓 2钱	广陈皮 2钱	鸡内金 2钱
紫蔻米 5分	六神曲 钱半	

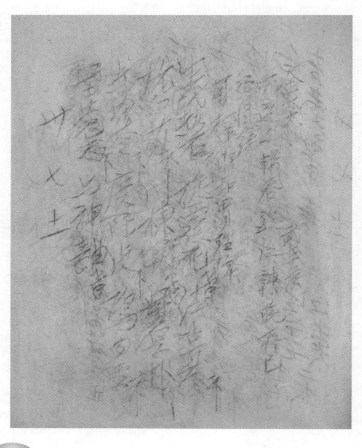

136. 金某，女，武平侯。

脾家虚寒，胃肠消化呆滞。便泄纳呆。

脉沉紧。

胃苓汤加减。

姜川朴 1钱　　泔浸苍术 2钱　　广陈皮 1钱

炙甘草 5分　　土炒白术 2钱　　云茯苓 3钱

淡泽泻 2钱　　桂枝木 3分　　大腹皮 3钱

白通草 3分　　炒谷麦芽 各钱半　　结猪苓 钱半

生姜 2片　　红枣 2枚

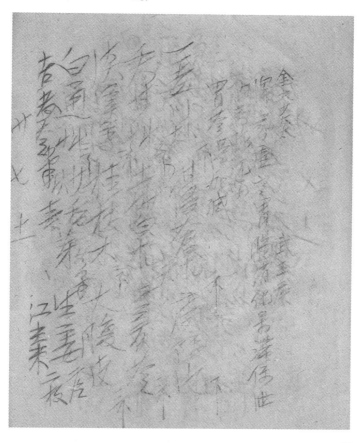

137. 轧某，男，抄手胡同。（案 44 二诊）

证势向瘳，惟胃家呆滞，脘腹痞闷。

脉弦滑尺紧。

暂拟和肝胃，消宿滞。

生代赭石 $_{3钱}$　　旋覆花 ^{布包} $_{3钱}$　　瓜蒌皮 $_{3钱}$

鸡内金 $_{2钱}$　　　焦三仙 $_{各3钱}$　　广陈皮 $_{钱半}$

法半夏 $_{2钱}$　　　佛手片 $_{8分}$　　　厚朴花 $_{钱半}$

春砂仁 $_{8分}$　　　紫蔻米 $_{5分}$

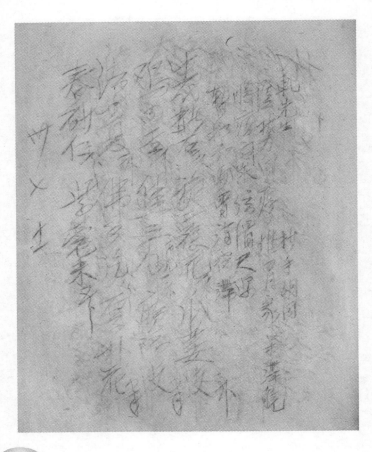

138. 田某，女，宣内教育部口一百八十号。

胸腹痞闷，头晕耳鸣，中耳炎肿，呃逆纳呆。

脉弦滑数。

再拟平肝镇逆，清利湿热。

生石决明 ₃钱　　滁菊花 ₃钱　　细木通 ₁钱

飞青黛 ₂钱　　青连翘 ₂钱　　全瓜蒌 ₃钱

龙胆草 ₈分　　粉甘草 ₈分　　鲜石斛 ₂钱

鸡内金 ₂钱　　生稻芽 ₂钱　　鲜菖蒲 ₂钱

杭白芍 ₂钱

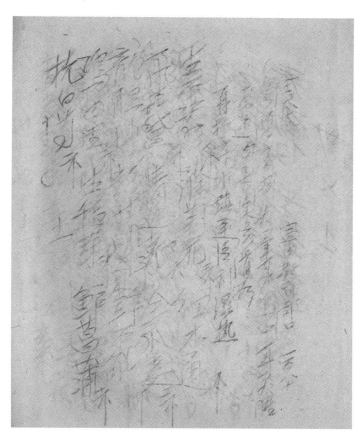

139. 裴某，女。

暑疟。寒热，头晕节痠，泛噁纳呆。

脉象浮弦数。

芳香祛邪法。

鲜藿香 3钱　　鲜佩兰 3钱　　嫩银花 3钱

青连翘 3钱　　子黄芩 2钱　　杭白菊 3钱

淡竹叶 2钱　　滑石粉 3钱　　粉甘草 5分

鲜荷叶 2钱

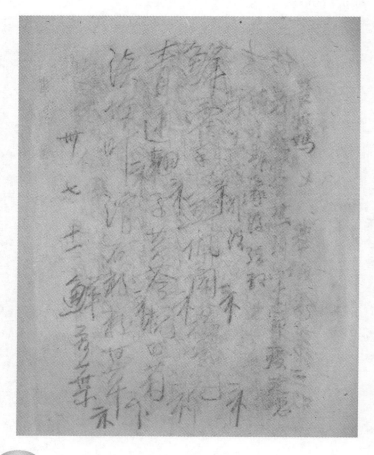

140. 周某，女，西什库东夹道。

饮食失摄，以致便泄。

脉弦紧。

疏理胃肠法。

姜川朴 $_{1钱}$　　北苍术 $_{2钱}$　　广陈皮 $_{1钱}$

炙甘草 $_{5分}$　　土炒白术 $_{1钱}$　　带皮茯苓 $_{2钱}$

大腹皮 $_{2钱}$　　桂枝木 $_{3分}$　　淡泽泻 $_{2钱}$

结猪苓 $_{钱半}$　　生姜 $_{2片}$　　红枣 $_{2枚}$

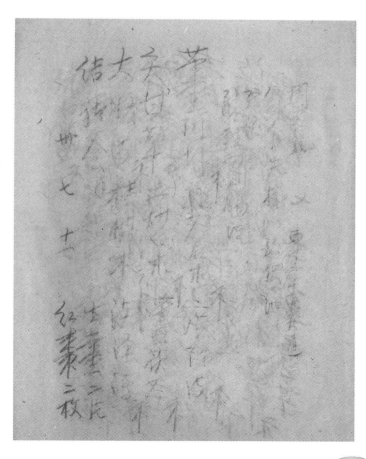

1941年7月12日（卅．七．十二）

141. 董某，女，草厂。

伏热感受时邪，以致形寒发热，头晕痛，节痠楚，泛噁。
脉象浮数。

辛凉清解。

杭白菊 3钱　　忍冬花 3钱　　霜桑叶 2钱

青连翘 2钱　　牛蒡子 1钱　　南薄荷 2分

鲜佩兰 2钱　　活芦根 2钱　　鲜藿香 2钱

炒杏仁 钱半

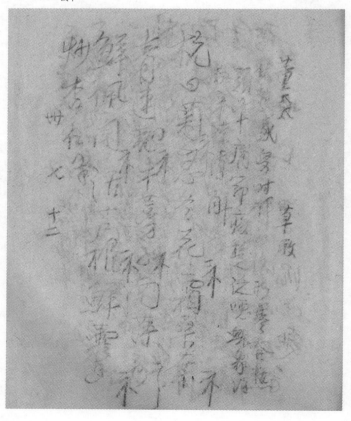

142. 王某，女，后马厂。

腹痛渐瘥，惟头时晕痛。

脉弦缓。

再拟和肝，解郁，调经法。

川柴胡 2钱　　杭白芍 2钱　　滁菊花 3钱

钩藤钩 2钱　　当归身 2钱　　粉丹皮 2钱

台乌药 1钱　　鸡内金 2钱　　制香附 2钱

正川芎 1钱　　佛手片 8分　　紫厚朴 8分

沉香曲 钱半

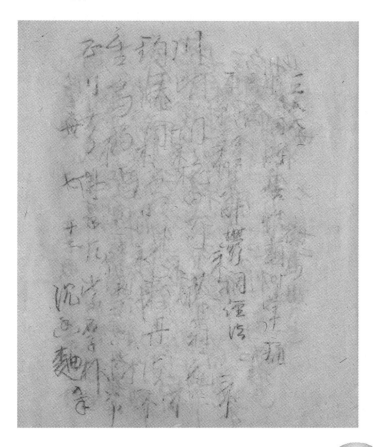

143. 赵某，女，手帕胡同。

肝气横逆，血虚伏热。以致胸膈痞闷不仁。时而头晕痛，项颈不仁。

脉象弦紧数。

平肝，清热，镇逆法。

生代赭石 3钱	杭白芍 2钱	瓜蒌皮 3钱
金铃子 2钱	钩藤钩 2钱	合欢皮 8分
飞青黛 钱半	鸡内金 2钱	杭白菊 3钱
元胡索 1钱	金石斛 2钱	

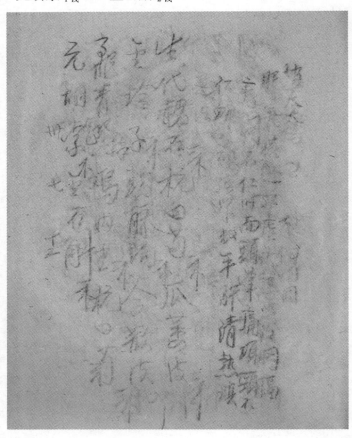

144. 张某，女，酒醋局。

少腹胀痛，腰腿痠楚。

脉弦紧。

活络，疏肝，镇痛法。

紫丹参 5钱	当归身 2钱	元胡索 钱半
台乌药 钱半	紫石英 2钱	川续断 1钱
制乳香 研包煎 5分	制没药 研包煎 5分	杜仲炭 半钱

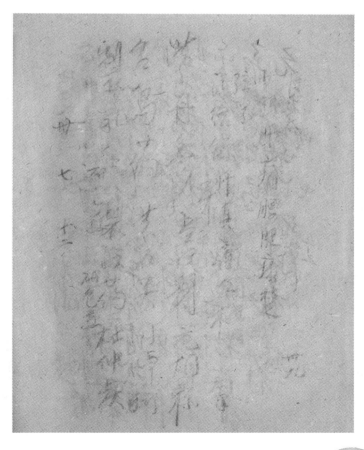

145. 李某，女，草厂。

闷郁不舒，寒饮袭脾。以致胸闷腹痛，泛噁。

脉象弦紧。

疏理胃肠法。

紫厚朴 2钱　　广陈皮 2钱　　大腹皮 3钱

制香附 1钱　　白檀香 5分　　春砂仁 5分

紫蔻米 5分　　广藿香 2钱　　广木香 5分

沉香曲 2钱

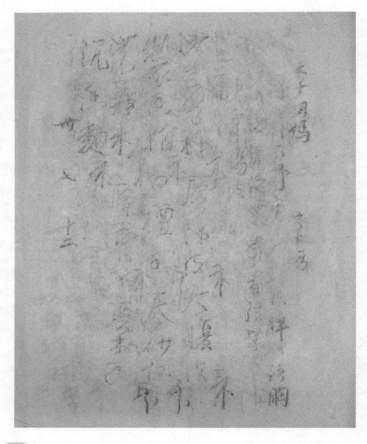

146. 萧某, 赤壁胡同十四号。

瘰疬时复发, 午后发热, 疲乏。

脉弦细滑数。

再拟和肝, 解郁, 消瘰法。

大元参 5钱　　天花粉 4钱　　生牡蛎 5钱

粉丹皮 3钱　　地骨皮 3钱　　元寸冬 3钱

青连翘 3钱　　浙贝母 3钱　　粉甘草 5分

杭白菊 2钱

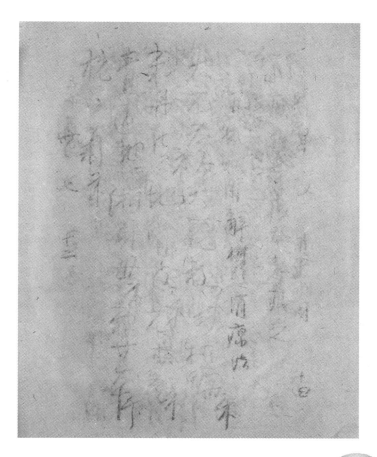

147. 李某，男，小水车胡同。

证势向瘳，惟胃纳过呆。

脉弦滑缓。

柔肝，理肺，健胃法。

杭白芍 2钱	生代赭石 3钱	北沙参 4钱
川贝母 2钱	蒸百部 1钱	鸡内金 2钱
新会络 2钱	冬虫夏草 2钱	生稻芽 2钱
化橘红 2钱	霜桑叶 3钱	云茯苓 3钱

真水獭肝 ^冲 钱半

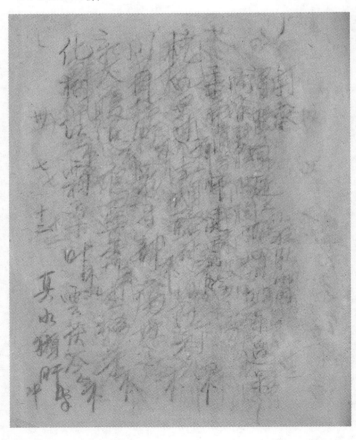

148. 患者，男，某胡同。

感受时邪，以致发热。

脉浮弦数。

□□□法。

广藿香、鲜佩兰、大腹皮、姜川朴、白通草、法半夏、鲜荷叶。

忌米饭米汤。

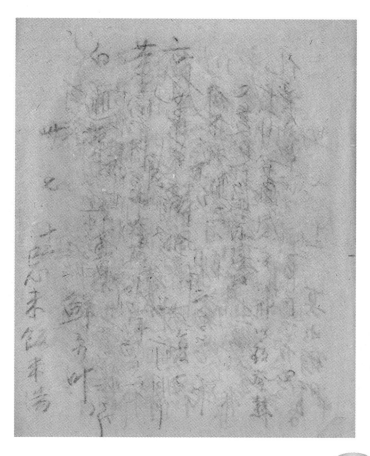

149. 关某，女，王佐胡同十三号。

胃肠不和，近又伤风，鼻鸣纳呆，胃脘泛辣，腹胀胸闷，头晕节痠。

脉浮弦数。

清宣肃肺，清理胃肠。

杭白菊 ₃钱　　霜桑叶 ₃钱　　嫩前胡 ₂钱

苦桔梗 ₁钱　　粉甘草 ₅分　　广橘红 ₂钱

大腹皮 ₃钱　　鸡内金 ₂钱　　生稻芽 ₂钱

鲜佩兰 钱半

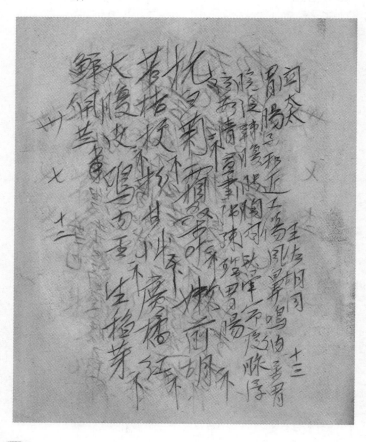

150.孟某，女，雪池。

疟疾新瘥，溲赤口渴，夜寐不安。

脉弦滑数。

再拟小柴胡汤加减。

川柴胡 $_{2钱}$　　酒黄芩 $_{2钱}$　　青连翘 $_{3钱}$

天花粉 $_{3钱}$　　浙贝母 $_{2钱}$　　嫩银花 $_{3钱}$

粉甘草 $_{5分}$　　常山 $_{2钱}$

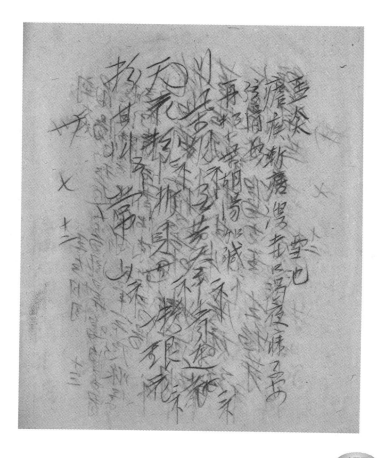

151. 张某，女，西皇城根。

证势向瘥，惟咳嗽，两胁隐疼。

脉弦数。

和肝清肃。

杭白菊 3钱	霜桑叶 3钱	嫩前胡 2钱
金铃子 2钱	新会络 2钱	天花粉 3钱
鲜枇杷叶 去毛布包 3钱	牛蒡子 1钱	浙贝母 2钱
炒杏仁 3钱	苦桔梗 钱半	粉甘草 5分

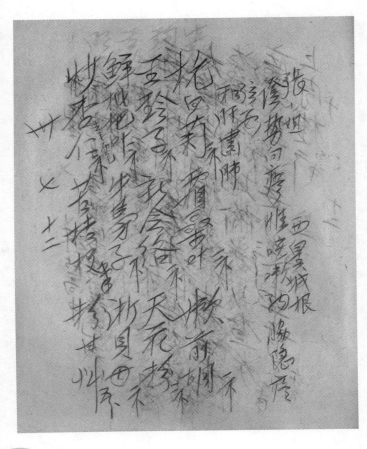

152. 郝某，男，河北高中。

痢疾后重，纳呆，溲短色黄。

脉沉弦紧。

疏理胃肠。

姜川朴 1钱	北苍术 2钱	广陈皮 1钱
大腹皮 3钱	带皮茯苓 3钱	土炒白术 钱半
淡泽泻 2钱	地榆炭 2钱	山楂炭 2钱
广木香 5分	姜川连 3分	车前子 布包 钱半
上肉桂 分冲 2分		

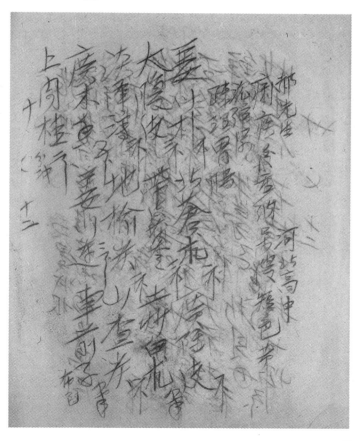

153. 马某，女，聚兴米庄。（案2四诊）

证势向瘳。

脉弦滑尺紧。

再拟平肝解郁，醒神镇痉。

生龙骨 5钱　　生牡蛎 5钱　　生代赭石 3钱

滁菊花 5钱　　清半夏 3钱　　钩藤钩 3钱

石菖蒲 2钱　　远志肉 1钱　　大白芍 2钱

紫厚朴 1钱　　金铃子 2钱　　紫蔻米 5分

玉蝴蝶 8分　　元胡索 钱半　　灵磁石 2钱

明天麻 钱半　　鸡内金 2钱　　广陈皮 1钱　　炒稻麦芽 各钱半

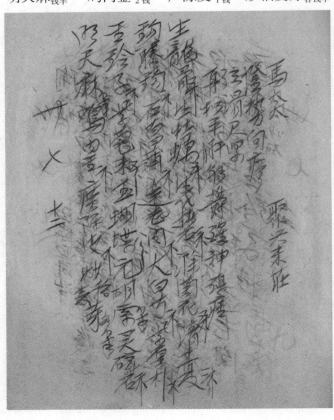

154.陶某，女，西海西河沿。

证势向瘳，惟心悸气短，少腹不仁，夜寐不安。

脉弦细滑。

再拟和肝肃肺。

杭白菊 2钱　　霜桑叶 3钱　　炒杏仁 2钱

元胡索 钱半　　法半夏 2钱　　侧柏炭 3钱

鸡内金 2钱　　广橘络 2钱　　远志肉 8分

酸枣仁 炒研 2钱　金铃子 钱半

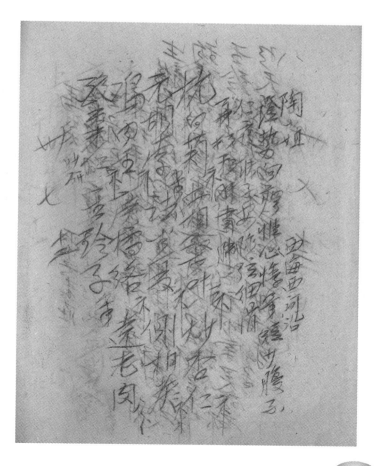

155. 刘某，男，白塔寺九号。

风热袭肺，发热形寒，头晕节痠，咳嗽鼻鸣。

脉浮弦数。

桑菊饮加减。

霜桑叶 3钱　　杭白菊 3钱　　青连翘 2钱

嫩前胡 2钱　　牛蒡子 1钱　　炒杏仁 2钱

南薄荷 3分　　活芦根 2钱　　苦桔梗 钱半

粉甘草 5分　　薄橘红 2钱

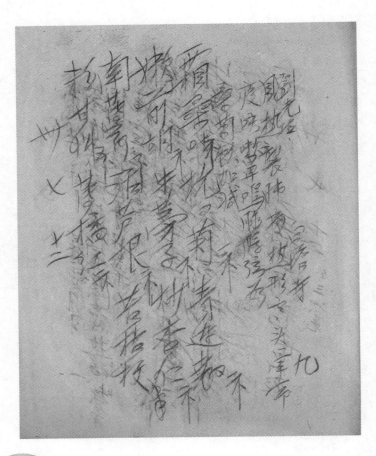

156. 许某，女，8个月，谢家胡同一号。

客忤感受时邪，午夜发热，咳嗽气促。

关纹色青紫赤。

清宣镇惊。

杭白菊 1钱　　　鲜佩兰 1钱　　　炒杏仁 7分

牛蒡子 5分　　　广橘络 8分　　　嫩前胡 8分

至圣保元丹 分三次兑 1粒

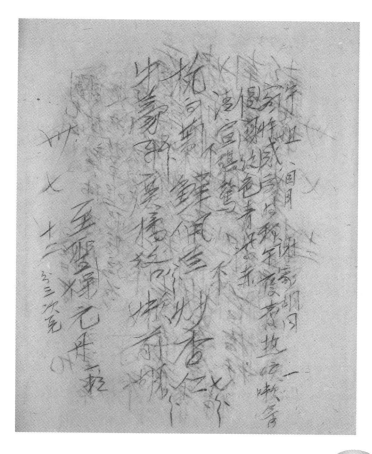

157. 张某，男，金龙车行。

痢疾，里急后重。

脉沉紧。

疏理二肠。

杭白芍 2钱	地榆炭 3钱	银花炭 3钱
广木香 5分	姜川连 5分	上肉桂 3分
山楂炭 2钱	车前子^{布包} 2钱	花槟榔 2钱
麸炒枳壳 钱半		

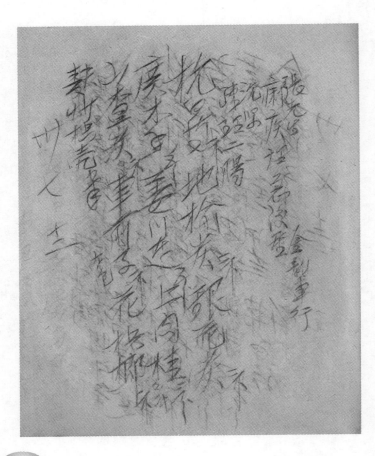

158. 高某，女，崇外大街。

居经五十余日，恐系妊娠。胸闷气短两胁串疼，午后寒热，遍体痠楚，泛噁纳呆。

脉弦细滑数。

暂拟和肝解郁。

川柴胡 2钱　　酒炒白芍 3钱　　粉丹皮 2钱

当归身 钱半　　金铃子 2钱　　炒栀子 8分

云茯苓 2钱　　鲜佩兰 2钱　　佛手片 5分

合欢皮 5分

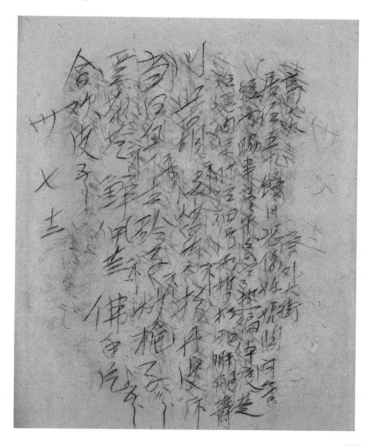

159. 郑某，女，小金丝绦。（案 65 二诊）

证势向瘳，唯纳呆泛恶。

脉弦混数。

再拟缓中补虚，通络活血，健胃。

炒山药 2钱	潞党参 钱半	云茯苓 3钱
炙甘草 5分	当归身 钱半	地骨皮 2钱
粉丹皮 2钱	炙苏梗 钱半	鸡内金 1钱
法半夏 2钱	制鳖甲 3钱	大黄䗪虫丸 午后黄酒炖温服 1粒
薯蓣丸 清晨服 3钱		

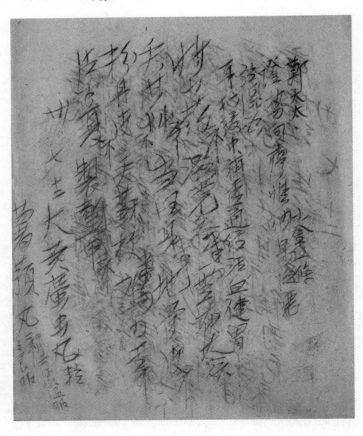

160. 王某，女，帘子库十二号。

腰腹串疼渐瘥，胸闷气短，咳嗽痰多，头晕而疼。
脉弦滑。

再拟和肝胃，调经血，镇疼痛。

杭白芍 2钱　　金铃子 2钱　　佛手片 8分

鸡内金 2钱　　厚杜仲 2钱　　制香附 2钱

台乌药 2钱　　抱木茯神 3钱　　当归身 钱半

正川芎 1钱　　川柴胡 2钱　　滁菊花 3钱

广橘红 2钱　　生稻芽 2钱

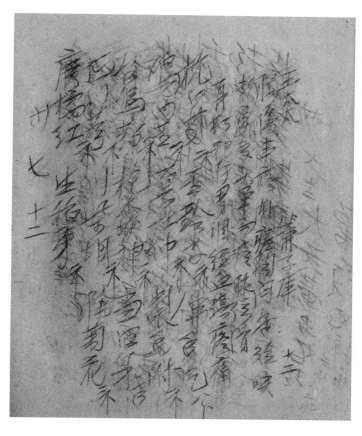

161. 贾某，女，谢家胡同四十五号。

便泄后重，气短纳呆。

脉沉紧。

再拟疏理胃肠。

土炒白术 钱半	杭白芍 2钱	川柴胡 2钱
炙甘草 8分	芽桔梗 4钱	山楂炭 2钱
地榆炭 2钱	北苍术 钱半	大腹皮 2钱
潞党参 2钱	生库芪 8分	生姜 2片
红枣 2枚		

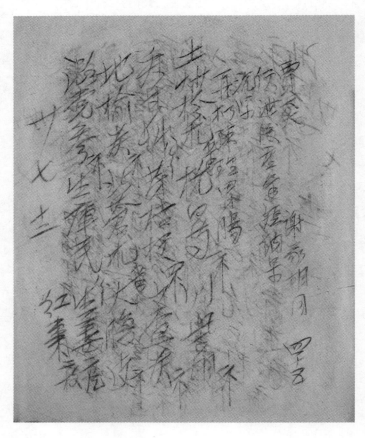

162.李某，女，内务部街三十二号。

外邪解而未尽，里热仍炽。咳嗽，右胸际不仁，微有寒热，痰饮痰涎过多。

脉弦滑左关略浮。

再拟清宣肃利。

霜桑叶 3钱　　广橘红 3钱　　法半夏 2钱

嫩前胡 2钱　　炒杏仁 1钱　　瓜蒌仁 2钱

金铃子 1钱　　牛蒡子 1钱　　杭白菊 2钱

新会络 3钱　　天花粉 3钱　　青连翘 2钱

浙贝母 2钱

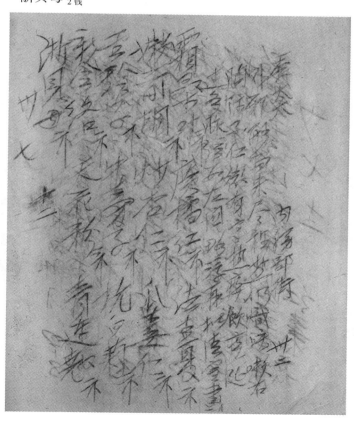

163. 李某，男，琉璃寺十三号。

横痃未瘥，兼肝胃气逆。胸闷，食后胀满。头晕。

脉弦紧数。

平肝，和胃，镇逆。

生代赭石 3钱	旋覆花 2钱	杭白芍 2钱
鲜石斛 2钱	滁菊花 3钱	瓜蒌皮 3钱
鸡内金 2钱	合欢皮 8分	钩藤钩 2钱
紫厚朴 7分	春砂仁 3分	

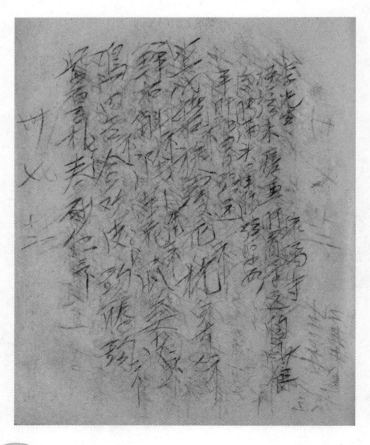

164. 周某，女，西什库东夹道。

便泄渐瘥。

脉沉紧。

再拟胃苓汤加减。

姜川朴 $_1$钱　　北苍术 $_2$钱　　　广陈皮 $_1$钱

炙甘草 $_5$分　　土炒白术 $_2$钱　　带皮茯苓 $_3$钱

大腹皮 $_2$钱　　桂枝木 $_3$分　　　淡泽泻 $_2$钱

结猪苓 钱半　　炒白扁豆皮 $_8$分　白通草 $_5$分

生姜 $_2$片　　　红枣 $_2$枚

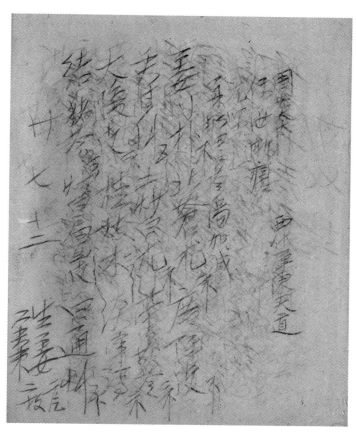

165. 王某，男，西皇城根。

证势向瘥，午夜咳嗽已减。

脉芤数。

再拟清肃肺胃。

生桑白皮 3钱	枇杷叶 5钱	浙贝母 2钱
广橘红 2钱	大元参 3钱	天花粉 3钱
炒杏仁 钱半	酒黄芩 2钱	侧柏炭 3钱
生代赭石 3钱	杭白芍 2钱	

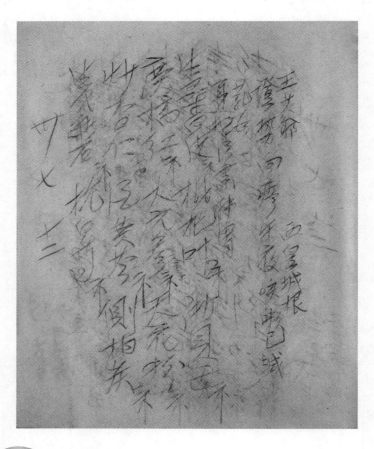

166.高某，女，马坊。

疟疾渐瘥，里热过炽。口苦咽干，纳呆疲乏。

脉弦数。

小柴胡汤加减。

川柴胡 2钱	酒黄芩 2钱	天花粉 4钱
青连翘 2钱	金银花 3钱	淡竹叶 2钱
粉甘草 5分	常山 3钱	粉丹皮 2钱

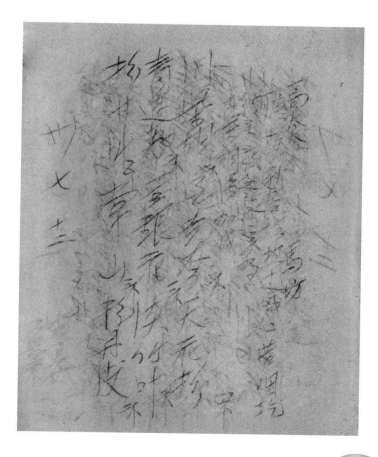

167. 崔某，男，安乐堂四号。

脾虚肠滞，腹中隐疼，便泄后重。

脉沉紧。

理脾整肠。

姜川朴 1钱	北苍术 3钱	广陈皮 1钱
炙甘草 5分	土炒白术 2钱	桂枝木 5分
淡泽泻 2钱	结猪苓 钱半	芽桔梗 2钱
大腹皮 3钱	伏龙肝 3钱	煨姜 2片

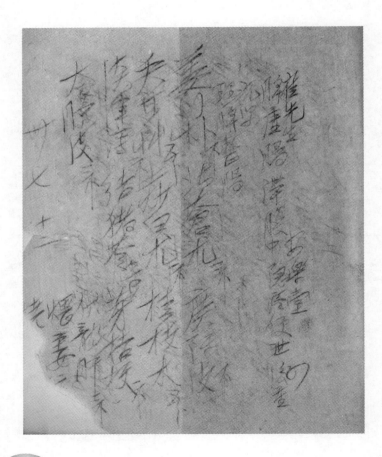

168. 齐某，男，西煤场十五号。

肺热伤风，鼻鸣咳嗽，头晕节痠，发热，咽喉不利。脉浮数。

清宣。

杭白菊 3钱　　霜桑叶 3钱　　嫩前胡 3钱

活芦根 2钱　　牛蒡子 1钱　　苦桔梗 钱半

青连翘 2钱　　忍冬花 1钱　　炒杏仁 2钱

粉甘草 5分　　广橘红 2钱

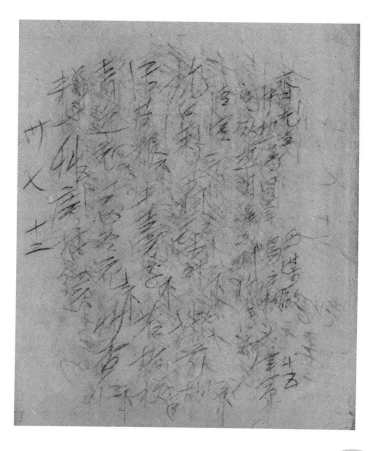

下篇 总结

王石清先生的学术思想和临床经验

北京医学院第三附属医院（现北京大学第三医院） 李鸿祥

先师王石清先生（1884—1945）为北京名医之一，祖籍北京清河。早年在清河师范学校任教，思启迪民智，拯国救民。国运多艰，兵乱频仍。时疫流行，无论老少强弱多旋踵而亡。盖病症急切，村少医药也。然大德曰生，此上天之意耶？因念医药之书，虽无当文章钜丽，然能起人陈疴，益人心智，弱可令壮，郁可使宽，实有裨生成之德，乃荫寿世之念。遂潜心岐黄，焚膏继晷，《灵枢》《素问》《难经》仲景叔和，无不披阅，尤注意疑难急切之症。先生聪颖，不独博闻强记，尤擅领会前人底蕴，因而日有所得。如是者数年，其学乃成；然不为时人所知。一日乡间有一急症，患者目瞪项粗，欲吐未能，不语，遍体色青，六脉已无，危在顷刻。诸医束手，先生闻之速至，一望即知为"哑巴痧"。忆及陈修园《痧症奇书》内，载有"哑巴痧"一条，遂断然采取其法，召农民急取旱烟油，约半茶盅，用沸水淬服，并用冷水拍打头顶，约一刻钟，呕吐绿黄水极多，少顷而苏。于是名噪乡里，求医者踵至，先生遂不得不弃教从医而悬壶于清河矣。

先生中年至京，慕名求医者盈门。诊务之余，手不释卷，用朱笔圈点，遇有心得，辄记简端。常与当时医界耆宿萧龙友、汪逢春、瞿文楼、张菊人、赵树屏、安干清等于午门朝房设"医学讲习会"，讲述医理，深受学员称誉。先生著有《中风总论》。他既以寿世为怀，故凡求诊者，不分贫富，昼夜不拒，是以积劳成疾。

先生晚年中风后仍带病应诊，坚持为患者解除病苦之初衷。当时北京沦陷，心绪忧伤。1945年日军投降，消息传来，先生欣喜异常，激动过甚，竟大笑而逝，享年六十一岁。现谨就先生生前治学行医，及临床经验，简介于后。

一、治学以专

先生尝云："治学之道，贵之以专。"早年先生习画，醉心丹青。及学医，专心致志，绝笔弃画，专攻医籍。于是刻苦自学，从简至繁，由易而难，读经寻奥，广览博学，上至经典《内经》《难经》《伤寒论》《金匮要略》，下至子集诸家名著，无所不读，皆能背诵，因而基础扎实。且善于吸取众长，颇多新意，其造诣非食古不化者可比也。并谓："任何学识，凡古人所流传于后世者，吾侪学习，亦必相传，补不许自私。"因而一面教学，一面研医，理论实践相结合。尝以"学不恹，教不倦"自勉。彼时某军驻于清河，经诊治者，活人甚多，遂欲聘为军职，被婉言谢绝，曰："愿为良医。"其专心医学，于此可见。

二、治医以精

先生治医，精益求精，尝谓："非精不能明其理，非博不能致其约。"自勉勉人，因而寐临床乃勤求古训，博采众方，审疾辨证，详察四诊。若遇疑难重症，则胆大心细，投药则中的，取效如桴鼓。余随出诊，遇急症投药后，取药查对，有时亲自与服，必待病缓而后退。先生行医，从不自诩。遇有外科求医者，则必举荐高明，时哈瑞川、段馥亭诸先辈健在。遇有适于针灸者，则推孙祥麟、焦会元诸先生。尝语吾侪："医不许杀人，亦不许误人。"尝以经方化裁，遵古而不泥，执简而驭繁，用药简练，方必有从。每诊必书方留案，拓蓝复印，以待晚年留于后人，惜经浩劫，存者无多矣。

三、临证特长

先生医道专长内科，尝语人曰："人之所病，病疾多；而医之所病，病道少。"吾师尝自勉之。时七七事变后，北京沦陷。瘟疫、伤寒、天花、霍乱，流行甚烈，而肺炎、猩红热、白喉、肺结核等病亦甚猖獗。当时严禁上述患者就医，一经发现，或焚化，或用白石灰掩埋。先生不顾个人安危，每遇是症，驱车往救，经治者，不敢留迹，但每投则必中也，并自备"时疫丹"免费急用。于是，先生对温热病、时疫病以及疑难急症，颇有心得，此其特长也。兹列举医案数则，以飨读者。

四、列举医案

先生精读《内经》《难经》《神农本草经》，尤精于《伤寒论》《金匮要略》。每于临床思求经旨，探其病源，审其病因，四诊合参而辨证。投药则更审慎，方必有从，药必有据，遵古不泥，经时并用。尝语吾侪："夫投药对症，则砒霜尤称良剂，不合其病，则参芪亦足杀人。盖医道贵乎机变，非可胶柱而鼓瑟也。"

（一）麻杏石甘汤医案

例一（喉痧治验）

萧之幼女彩娟，年四岁。一九三三年阴历三月患喉痧（猩红热）。初延医服药不效，始来求诊，病已五日矣。诊其脉浮滑，舌苔色白厚如堆粉，关纹隐赤直透命关，症见壮热无汗，天吊喘促，咽喉肿烂，颐项肿硬如石，肤红隐隐有疹点，颊红，环口鼻梁色苍白。细审前服之药，只顾其喉，未发其痧，故有此现象。因云："喉痧一病，得汗则生。"彩娟之父萧君惊问："前数位名医俱云，喉痧如此沉重，万不可发表。犀角、羚羊角已服若干，此时喉已肿烂，滴水难入，岂可发汗？"先生则答以喉症固宜忌表，喉痧则不然。治喉痧当先透其痧，痧透则喉症自愈。如不积极透表，热邪不得透达而出，风动痉厥不可治矣。萧君信服，即请立方。先生遂拟麻杏石甘汤加减。

生石膏四钱，麻黄绒三分，炒杏仁钱半，粉甘草五分，牛蒡子八分，青连翘二钱，荆芥穗五分，活芦根三钱。

先生于服后次日去寓复诊，萧君笑迎于门，谓所开之方，仅耗铜元十八枚，患儿服药后约二十分钟，周身见汗，疹已随汗而出，喘促立止，安睡三四小时，醒后索水索食，竟食薄粥一碗。诊其脉象滑数，身有和汗，痧疹密布，咽喉肿烂渐消。唯两颊颈项肿势未减。乃本前方去芥穗、芦根，加金银花三钱、板蓝根三钱治之。迨第三次往诊，颈项肿势渐消，痧疹已透，舌苔脱落，舌色红润，舌尖起小粒状，脉已滑缓。改用普济消毒饮加减治之，最后予以养阴和胃肃肺而痊。

例二 （白喉治验）

汪某，女，年八岁。一九三七年春一日清晨由其父抱入诊室，云今晨始病，来势甚凶。及诊右脉沉伏，舌苔色白厚如堆粉，耳纹起胀（按：耳后青筋浮现，主肝风瘛疭，面颜苍白，口唇青紫，呼吸急促，身灼热而四末逆冷，咽痛项肿，望之咽喉白腐，呕吐黄绿水不止，两目天吊，头不能举。知其所患为白喉，感受时疫所致。先与芳香祛秽之剂，并拟麻杏石甘汤加减。

生石膏八钱，麻黄绒四钱，炒杏仁二钱，粉甘草八分，牛蒡子一钱，南薄荷五分，活芦根三钱。

次日复诊，右脉已起，六脉浮滑而数，舌苔色白中微黄，呕吐止，手足温，咽喉仍痛，白腐渐消，溲赤口渴身热已退，诸症悉减。再拟麻杏石甘汤加减加锦灯笼八分、板蓝根三钱、连翘二钱。外以"石钟鸣"吹喉，不数日即愈。或问：《白喉忌表抉微》一书，明言白喉忌表，当以养阴清肺为主，何用麻黄透表。答曰：《白喉忌表抉微》一书所指非真白喉也，乃单双乳蛾。况麻黄之辛温，有石膏之辛凉以济之，舍此方别无安全善法，服此则透邪外出。若生地、元参。犀羚之品，腻而不能透达，则邪入内，喉肿痉厥而终矣。

例三 （肺风治验）

杨某之子，年五岁。一九三一年春，初感头痛，继则发热恶寒，喘促而憋，鼻翼扇动，颧红颊赤，体若燔炭，唇干舌燥而苔白微黄，耳纹起胀（按：耳背红纹浮现，多主风热），关纹色脉见浮滑数。师诊毕即谓"此肺风也"，今称肺炎。亟拟麻杏石甘汤加减。

生石膏六钱，麻黄绒五分，炒杏仁二钱，粉甘草五分，嫩前胡二钱，苦桔梗二钱，活芦根三钱。

按彼时瘟疫流行，因患是症者颇多。无胆识者，则感棘手。惟先生独创用麻杏石甘汤加减，以为白喉（猩红热）。肺风（肺炎）、白喉之要方。清末时有太医某尝于药肆粘贴告示禁用麻黄，恐其辛燥发汗，致后学望而生畏，不敢一试。故先生初用此方，尝遭非议，或惊而咋舌。先生一秉活人济世之心，放胆用之，每获效辄登诸"医药月刊"，由是此方畅行矣。先生在世时，关于麻杏石甘汤之验案不胜枚举。盖仲圣立方取其辛凉，《伤寒论》云"发汗后，不可更行桂枝汤，汗出而喘无大热者，可与麻黄杏仁甘草石膏汤"。此无大热指外无大热，而内热已炽，故先生乃以石膏数倍于麻黄，以辛温易辛凉，用以清里热而界外邪，于是应手而愈，效如桴鼓。然且勿泥守寒凉滋腻，或呆用辛温刚燥，致变症蜂起，不能救药也。

（二）四逆汤医案

例一 （汗下亡阳治验）

姚某，客居清河。七月间经商外村，因饥渴疲劳过甚，途中饮冷水极多，卧息于村外槐树下。忽觉凉风袭体，顿时恶寒。夜间病发，延村医服九味羌活汤未见减轻。三日又延一医，服木香槟榔丸加豆霜，得泻病仍不解。四日延师诊治。师见病者烦躁不安，手足逆冷，头痛冷汗，恶寒，脉象细微，舌苔白滑似枯，乃以《伤寒论·太阳病》"发汗若下之，病乃不解烦躁者，茯苓四逆汤主之"为据。及见四肢厥逆脉细微，认此症为"太阳伤寒误于下汗转入少阴证"。遂以回阳制水兼顾其阴，用四逆汤回阳，加人参兼救其阴，加茯苓以制水也。

茯苓五钱，人参二钱，附子二钱，干姜二钱，炙甘草一钱。

服药一剂而瘳。

例二 （少阴伤寒治验）

富某，年四十许，住本市。初患感冒，经某医予以银翘散加生地、元参甘寒滋腻之剂，并用牛黄清心丸，遂致呕吐下利。继经某医予以下剂，转致吐泻频作而无脉，四肢厥逆。经某医院抢救，注射强心剂五次之多，脉仍不起（血压下降，时有时无），告以病危。于夜间请先生急诊。及至某医院，见数家名医云集于室，咸谓：舌苔黑起芒刺，系属"热深厥深"之候。先生细诊，症见恶寒倦卧，四肢厥逆，频频下利，面色惨白，目不欲张，呼之则精神略振，须臾又恍惚不清，舌苔色黑而起芒刺，但润泽而软，脉象沉细如无。诊毕断然曰：此症"少阴伤寒"也，亟投辛热以回阳，众医哗然。而先师则认为此证系伤寒少阴，水寒血败，乃真火几灭之证。《伤寒论》云："少阴病恶寒，身卷而利，手足逆冷者不治。"此证虽属不治，尚未至汗出息高，用大剂四逆汤加人参，可挽救于万一。盖少阴一证，阳回则生，寒极则死。与其坐视其死，竭力救治，以冀其生。遂毅然以性命担保，出院治疗。

野山参一两，生附子八钱，生干姜四钱，炙甘草三钱。

方用四逆汤乃回阳之方，加人参者救阴也；以附子温水，生姜温气，气温则上焦之阴寒散，而外回阳；水温则下焦之阴寒散，而内阳回；姜附得炙甘草之和中，则中焦温。上下联贯阴阳协调，如旭日当空，而阴霾自消。然阳既回矣，恐吐下已伤之阴，不任燥烈辛热之姜附，故加多液之人参以济之，则阳回阴复。水暖血行，脉渐出而症自解。服药一剂，脉渐出，肢渐温，再服而痊。

众医已认为此患者不治，竟然告愈，故轰动一时，转相传送，成为佳话。

按：按此二例，皆属心肾俱衰，阴阳欲绝之象，舍仲圣之方，岂能回生哉！夫辨证四诊八纲，医者所熟悉，但于临床实践则为难矣。

一生仅举医案二则凡五例，前者麻杏石甘汤医案，尝见先生重用生石膏而退热，后者四逆汤医案，数见先生重用姜附而回阳，举此二则是以阴阳相照、寒热对比、表里有别、虚实分明而辩证。其治则先生乃遵经义，寒者热之，热者寒之，微者逆之，甚者从之……，逆者正之，从者反之，而热因寒用，寒因热用，塞因塞用，通因通用，必伏其所主，而先其所因……每见师于临床不惧，细心辨察，必观其脉证，问犯何逆，随证治之也。

（三）其他

例一：闭证应开，先师尝用"十香反生丹"治愈气郁内格之急症。

李某，女，三十二岁，一九四一年四月二十七日。

气逆闭于胸脘，呃逆不畅，不语，胸噎不通，气不得下，是为内格。脉象弦紧，舌卷声嘎，证势急迫，亟拟芳香开闭。

十香反生丹一粒（一次急服，白水送下）。

服后呃逆止，症已缓，继以平肝镇气左以降气。

生代赭石六钱，旋覆花三钱（布包），法半夏三钱，广陈皮二钱，佛手片八分，紫厚朴八分，春砂仁五分，紫蔻米五分，石菖蒲钱半，大盉沉香二分（冲）。

服后能语，胸噎已畅，呃逆止，病遂瘥。

例二：脱证宜固，先师尝用"独参汤"医治虚痨，咯血而得救。

沙某，男，二十岁，一九四一年三月四日。

虚痨咯血，已逾年余，今复失血，形羸气弱，精神恍惚，是为气阴两衰，有欲脱之象，脉象虚数，舌无苔，证势频笃。

西洋参二两，浓煎缓服，以挽救于万一。

服后证缓，继拟生脉饮加减调之而愈。

西洋参五钱，元寸冬五钱，五味子三钱，花蕊石三钱，旱三七一钱（分冲）。

此病愈后，沙某曾送匾一方，以为纪念。

例三：劳者温之，先师采用"獭肝散"而拟"月华丸"加减以治肺痨（肺结核），每获痊愈。

李某，男，十五岁，一九三九年一月四日。

肺痨（肺结核）咳嗽，气短而促，咯痰带血，胸际阴痛，午后身热，自汗盗汗，脉象弦涩虚数，苔少舌淡，治以平肝肃肺和胃法，拟用丸剂缓治。

杭白芍八分，北沙参一两，尖贝母八钱，天门冬八钱，元寸冬八钱，蒸百步三钱，云茯苓八钱，杭白菊八钱，霜桑叶八钱，真阿胶八钱，旱三七三钱，冬虫夏草八钱，真水獭肝一具。

上药共为细末，炼蜜为丸，如梧桐叶子大，每服三钱，日服两次，白开水送下。

服后诸证渐愈。

例四：客者除之，先师仿用葛根汤而加局方至宝丹以治疫痉（脑膜炎），取效甚捷。

王某，女，五岁，一九四零年五月十日。

稚年血虚，热盛客忤，兼受时邪，以致头痛如劈，发热过高，恶寒，猝然昏厥，手足拘紧，项背强急，二目天吊，脉象沉紧，舌苔薄白。乃肝热与时邪相搏，上蒸热郁于脑，遂昏不知人，抽搐，此即《金匮要略》大黄䗪虫丸，所谓之刚痉且兼染时疫（即脑膜炎）。

葛根一钱，佩兰一钱，忍冬藤一钱，僵蚕一钱，薄荷三分，钩藤一钱，新会络一钱。

另局方至宝丹一粒（分化）。

服一剂则痉止，服二剂已神清，再依前方加减而愈。

例五：坚者削之，见先师用大黄䗪虫丸和鳖甲煎丸加减而治痞癥积聚（肝脾大），乃化瘀行血而软坚，取效颇佳。

黎某，男，三十五岁，一九四二年二月七日。

初因病疟，迁延日久，继则两胁痞硬，腹满，肢体消瘦，肤色黧黑，鼻衄，发热无定时，饮食减少，神倦，证系肝脾瘀血，渐成积聚（经某医院检查为肝硬化，脾大）。脉象弦涩而数，舌质暗红无苔，拟以鳖甲煎丸和大黄䗪虫丸加减。

制大黄六钱，桃仁四钱，酒当归四钱，干桂心一钱，青皮四钱，金铃子四钱，䗪虫二钱，干漆二钱，穿山甲二钱，枳实四钱，山楂肉四钱，元胡索二钱，炙鳖甲六钱，蜀漆二钱，海藻二钱，杭白芍四钱，生牡蛎六钱，青柴胡四钱。

共为细末，蜜丸，如梧桐子大，每服二钱。日服两次，白开水送下。

服后热退痞消，诸症向瘳。

例六：损者益之，先师用大黄䗪虫丸和薯蓣丸而治血枯经闭即干血痨（子宫结核），行瘀而不伤正，乃遵《金匮要略》"缓中补虚"之义也，曾获显效。

张某，女，十九岁，一九四二年八月十六日。

久郁成痨，血枯经闭。《内经》云："二阳之病发心脾，有不得隐曲，女子不月……"即谓此也。今见形体消瘦，经闭一年，午后潮热，腰酸腹满，不能饮食，肌肤甲错，两目黯黑，脉象弦涩细数，舌质暗而苔少，拟以化瘀生新而缓中补虚。

大黄䗪虫丸，每晨服一丸；薯蓣丸，每晚服一丸；每日早晚轮服，白开水送下。

服后月余，月事来潮，形体渐复，病即痊愈。

先师用药，更加严谨，尝谓"病有内外，药分里表"。向时有一患者，年五十余，初患感冒而误用元参、生地滋腻之品，致邪热入里，迫于营分，烦躁不安，欲有昏愦之象，诊其脉浮而数，望其舌边白而中心黑（按：舌边白苔为表未解，中心黑为邪热入里，其脉浮数为表证仍在），遂书蓖麻子二钱（去皮捣研），用沸水淬一茶杯，再用小红莱菔缨蘸之搓前后心。至夕，全身出疹，前后心出黑斑。师曰：此为疫疹也。因误投滋腻，养阴过早，致表不解而郁热在里不能透达，故发斑疹。并拟清解之剂。

忍冬花藤各三钱，青连翘三钱，南薄荷八分，板蓝根四钱，大青叶三钱，淡竹叶二钱，牛蒡子一钱，粉甘草一钱，活芦根三钱。

服一剂后，表已解，疹已透，再遵前方去薄荷加元参三钱、生地三钱，以养阴清热善后而愈。

有患肺风（肺炎）初延医误用泻白散而憋喘不减或经久不愈者，致邪热久羁，留为后遗症。师谆谆相告曰：吴菊通尝谓"若兼一毫外感，即不可用，如风寒风温正盛之时而用桑皮地骨，或于别方中加桑皮或加地骨，如油入面，锢结而不可解矣"。是以处方用药，可不慎乎！余每读先生医案，恍如晤对聆训，教诲之声，犹萦于耳。惜总结仓促，挂一漏万，以期共勉。

（本文刊载于《北京中医》1985 第 2 期）

附录　王石清四子手录图片选

孟太太　　　　　东煤厂　十一

胸膈痞闷气短
咳逆气急
和肝胃理脾利饮
云茯苓　敛素仁　远志肉
广木香　香附仁　大腹皮
炒枳壳　佛手片　鸡内金
抗白菊　广陈皮　半夏曲
苏梗　　　　　　川楝批
　　　　　　　　廿·七·七

王太太　　　　　内西华门　十级

胸膈痞闷　胁痛隐痛
咳逆气急
平肝和胃调肝镇逆
生熟谷　生牡蛎　生代赭石
鸡内金　合欢皮　石菖蒲
赤茯苓　金铃子　大白芍
浙贝母　抗白菊　香白芷
川楝　　不钩藤钩　明天麻
　　　　　　　　　生石决明

蒋太太　　　　　川楝胡闷

证势向痊凉头疼仍剧
咳逆滑数
利湿散风搜毒镇痉
赤茯苓　金银花　软蒺藜
浙贝母　抗白菊　香白芷
　　　　　　　　赤芍药
　　　　　　　　廿·七·七

王小姐　　　　　内西华门　十级

鲜光为客帼仍申时肩惨懈口乾喜饮冷
雨拟宜鸿廿寒法
大元参　元寸冬
鲜生地　解石解　浙贝母
　　　　　　　　抗白菊
　　　　　　　　廿·七·七

靖禹公　　　　　中老胡同　十四

肾势浮前
脉弦细滑数
再拟和肝清瘰便胃胶疡
川楝　　涌竹白芍　大元参　浙贝母
　　　　粉丹皮　生牡蛎
连百都台　粉甘草　鸡内金
　　　　　　　　廿·七·七

李女孩　　　　　车厂　六九

风火相搏发痞痛体
咳防风
黄芩莲翘汤加减
青连翘　银半　香白芷　炙银花
南薄荷　涌芳芎　淡竹叶　粉甘草
杭白菊
　　　　　　　　廿·七·七

祝先生

中央公寓

廿·七·七

赵太太

大翔凤

廿·七·七

王太太

下宝子 十五

廿·七·七

马先生 十九

帽児胡同

廿·七·七

杜太太

龙王庙

廿·七·七

邢小姐

荔慕殿

廿·七·七

润蕰静

蛱素另阻痰偏诊喘绷果

廉舒消

安脱和胃鹤逆法

臭苏梗　不　蓋竹茹　不　雲茯苓　不　抗白芍　不

苦归身　不　莞絲子　不　絲瓜络　不　子芍芩八分

粉甘草三分

廿、七、七